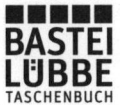

Über die Autorin:

Laura Maaskant, geboren 1994 in Emmeloord/Niederlande, studiert Kunstgeschichte in Amsterdam. Im August 2009, als sie fünfzehn Jahre alt war, wurde ein Tumor zwischen ihren Rippen gefunden, und 2013 entdeckten die Ärzte Metastasen in ihrer Lunge. Sie weiß, dass es keine Hoffnung auf Heilung gibt, und hat sich gegen eine Behandlung und für die Lebensqualität ihrer letzten Zeit entschieden. Laura lebt in Amsterdam, arbeitet bei einem Lieferservice und bloggt über ihr Leben auf www.lauramaaskant.nl

LAURA MAASKANT

LEBE!

**Ich weiß, der Krebs wird siegen,
aber bis dahin gehört jeder Tag mir**

Aus dem Niederländischen von
Elvira Bittner und Gaby van Dam

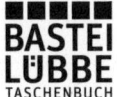
BASTEI
LÜBBE
TASCHENBUCH

BASTEI LÜBBE TASCHENBUCH
Band 60924

Dieser Titel ist auch als E-Book erschienen.

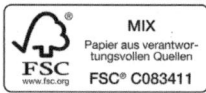

Vollständige Taschenbuchausgabe der bei Lübbe Ehrenwirth erschienenen
Hardcoverausgabe

Titel der niederländischen Originalausgabe: »Leef!«
Copyright © 2014 by Uitgeverij Ten Have / Kosmos Uitgevers,
Utrecht / Antwerpen

Published by arrangement with Shared Stories, Authors Agency Amsterdam

Für die deutschsprachige Ausgabe:
Copyright © 2017 by Bastei Lübbe AG, Köln
Textredaktion: Anja Lademacher, Bonn
Umschlaggestaltung: Kirstin Osenau unter Verwendung der Vorlage von © Marion
Rosendahl Umschlagfoto: Wim van de Hulst
Satz: Greiner & Reichel, Köln
Gesetzt aus der Bembo
Druck und Verarbeitung: CPI books GmbH, Leck – Germany
Printed in Germany
ISBN 978-3-404-60924-6

2   4   5   3   1

Sie finden uns im Internet unter www.luebbe.de
Bitte beachten Sie auch: www.lesejury.de

Ein verlagsneues Buch kostet in Deutschland und Österreich jeweils überall dasselbe.
Damit die kulturelle Vielfalt erhalten und für die Leser bezahlbar bleibt, gibt es die
gesetzliche Buchpreisbindung. Ob im Internet, in der Großbuchhandlung, beim lokalen
Buchhändler, im Dorf oder in der Großstadt – überall bekommen Sie Ihre
verlagsneuen Bücher zum selben Preis.

Für Thomas,
meinen Helden im Himmel

Ithaka

∞

Brichst du auf gen Ithaka,
so wünsch dir eine lange Fahrt,
voller Abenteuer und Erkenntnisse.
Die Lästrygonen und Zyklopen,
den zornigen Poseidon fürchte nicht,
solcherlei wirst du auf deiner Fahrt nie finden,
wenn hochgesinnt dein Denken, wenn edle Regung
deinen Geist und Körper anrührt.
Den Lästrygonen und Zyklopen,
dem wütenden Poseidon wirst du nicht begegnen,
falls du sie nicht in deiner Seele mit dir trägst,
falls deine Seele sie nicht vor dir aufbaut.

So wünsch dir eine lange Fahrt.
Der Sommer Morgen mögen viele sein,
da du, mit welcher Freude und Zufriedenheit
in nie zuvor erblickte Häfen einfährst;
halt ein bei Handelsplätzen der Phönizier
die schönen Waren zu erwerben,

Perlmutter und Korallen, Bernstein, Ebenholz,
erregende Essenzen aller Art,

so reichlich du vermagst, erregende Essenzen;
besuche viele Städte in Ägypten,
damit du von den Eingeweihten lernst und wieder lernst.

Stets halte Ithaka im Sinn.
Dort anzukommen ist dir vorbestimmt.
Jedoch beeile deine Reise nicht.
Besser ist, sie dauere viele Jahre;
und alt geworden lege auf der Insel an,
nun reich an dem, was du auf deiner Fahrt gewannst,
und ohne zu erwarten, dass Ithaka dir Reichtum gäbe.
Ithaka gab dir die schöne Reise.
Du wärest ohne es nicht auf die Fahrt gegangen.
Nun hat es dir nicht mehr zu geben.
Auch wenn es sich dir ärmlich zeigt, Ithaka betrog dich nicht.
So weise, wie du wurdest, und in solchem Maß erfahren,
wirst du ohnedies verstanden haben, was die Ithakas bedeuten.

Konstantinos Kavafis

Tickende Zeit

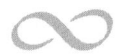

Zeit
Zeit tickt
Zeit tickt tickend
Die Zeiger der Uhr,
tragen den Menschen Welten zu,
ihr Leben besteht aus
den zuckenden Bewegungen
auf einem tickenden Untergrund

Sie rennen hin und her,
doch der einzige Fortschritt
besteht darin, weiterzueilen
zum nächsten Zeiger
auf ihrem tickenden Untergrund

Sie alle folgen dem Zeiger,
außer denen, die weiser sind,
und den Zeiger von sich weisen
es ist ein tiefer Sprung vom Zeiger
doch der Fall wird gedämpft,
denn die bindenden Bande
der Bombe der Zeit werden so gebrochen,

aufgefangen und geküsst durch den Raum.
Die Freiheit zu küssen, ist süß,
Das Kissen der Freiheit ist weich.
Die tickende Uhr wurde von der Wand genommen.

LEBE

steht geschrieben
im Raum der Leere

Und das ist es, was sie tut,
leben im Rhythmus der Liebe,
ohne ein Ticken der Zeit.

Eline Millenaar

Geschrieben von meiner Freundin Eline zu meinem achtzehnten Geburtstag.

Inhalt

∞

»You've got the words to change a nation.«

Emeli Sandé (Read all about it)

Es ist ein sonniger Tag. Ein Tag, an dem es einen ans Meer zieht, um dort die Sonne in vollen Zügen zu genießen. Und so fahren Tirza und ich ans Meer. Wir können das schließlich nur heute tun, da das Heute alles ist, was zählt. Ich steige mit Tirza ins Auto, das vor unserer Wohnung im Amsterdamer Stadtviertel De Baarsjes steht. Tirza springt in den Wagen, und dann fahren wir über die Amsterdamer Grachten in Richtung Meer.

»Hier werden wir einmal wohnen, Tirza, wenn wir groß sind«, flüstere ich ihr zu, als wir an einem prächtigen alten Bürgerhaus vorbeifahren. Ich schalte einen Gang höher, und wir lassen die Grachten hinter uns, fahren am Museumsplein entlang und sehen links das Rijksmuseum. Hier hängen die wunderbarsten Kunstwerke der Niederlande, ja, der ganzen Welt, wie ich finde. Ich bewundere die Kunst des Goldenen Zeitalters in den Niederlanden, diese naturalistische Darstellungsweise, die die Meister jener Zeit so perfekt beherrschten. Es ist, als hätten sie die Welt in einer Weise gemalt, wie sie jeder sehen sollte: mit Sinn für das Detail und mit sichtbarer wie verborgener Symbolik. Wir lassen das Van Gogh Museum hinter uns und danach auch das Stedelijk Museum. Kurz darauf fahren wir auf den Ring. Ich bekomme eine SMS von meinem Bruder Daan. »Hallo, Schwesterherz, ich hab dich lieb! Wünsch dir einen schönen Tag!« Ich lache mit der Sonne um die Wette. »Da wünscht uns jemand einen schönen Tag, Tirza!«, rufe ich meinem Hund zu. Das Fenster steht offen, und ich höre nur das Geräusch des Autos und des hereinwehenden Windes.

Am Strand lasse ich Tirza von der Leine. Sie springt ungeduldig um mich herum und wartet, dass ich ihr den Ball werfe, den sie im Auto gefunden hat. Wir spielen ein bisschen, dann lege ich mein buntes Badetuch auf den Sand. Es ist ruhig – wie könnte es auch anders sein, schließlich ist es ein ganz normaler Dienstagnachmittag. Mein geblümtes Kleid lasse ich an, es ist noch ein klein wenig zu kalt, um es auszuziehen. Tirza drückt die Nase an meine Wange, und sobald sie sieht, dass ich die Augen geschlossen habe, legt sie sich neben mich. Sie seufzt und schmiegt den Rücken an mein linkes Bein. So liegen wir und genießen die Sonne. Im Hintergrund höre ich das Wogen des Meeres im Wind.

Obwohl in der letzten Zeit in meinem Leben so viel geschehen ist, hat mir das nie den Schlaf geraubt: Ich döse sofort ein. Ich bin entspannt. Das Wetter und das Leben selbst bringen mich in Hochstimmung. Als ich kurze Zeit später wieder die Augen öffne, denke ich darüber nach, was mir alles widerfahren ist. Vor ungefähr fünf Jahren hat alles begonnen. Ich hatte damals keine Ahnung, was alles passieren sollte und wie es einmal enden würde. Inzwischen weiß ich, wie es endet und dass es endet. Es wird auf dem Höhepunkt sein, mitten im Leben. Und genau so wünsche ich es mir auch.

Heute überblicke ich alles, sehe alles klar und deutlich vor mir. Sämtliche Gespräche, Geschehnisse, Gerüche, Geschmäcke und Gefühle tauchen wieder vor mir auf. Jetzt weiß ich, wofür die letzten Jahre gut waren. Ich atme einmal ganz tief ein und spüre die frische Meeresluft in meinen Lungen. Ich denke an die Zeit, die ungefähr fünf Jahre zurückliegt und in der sich mein Leben ein für alle Mal geändert hat, um nie mehr so zu werden, wie es einmal war.

Das Leben ist wie ein Fluss, immer in Bewegung und im Wandel. Manchmal geht alles sehr schnell, dann wieder eher gemächlich. Im August 2009, dem Jahr, in dem ich krank wurde, wurde mein Leben in einem rasenden Tempo ein anderes. In Höchstgeschwindigkeit wurde ich in einen Prozess gedrängt, aus dem es kein Entrinnen mehr gab, und dem ich vor allen Dingen auch nicht mehr entrinnen wollte. Seit dieser Zeit hat mir das Leben viele Erkenntnisse geschenkt. Ich wollte etwas lernen und griff mit beiden Händen nach der Möglichkeit, die sich mir dazu bot. In den darauffolgenden Jahren ist mir vieles klar geworden, über das Leben an sich und wie ich es gestalten wollte. Doch vor allem wurde mir bewusst, dass es den Tod gibt. Dieses Bewusstsein hat in meinem Leben zu einem großen Umbruch geführt – und vielleicht auch zur größtmöglichen Lebensfreude. Jetzt muss ich noch einmal abtauchen in meine Erinnerungen, und der Wind nimmt mich mit. Nach fünf Jahren Leben, Lernen und Handeln ist jetzt die Zeit der Ruhe gekommen. Ruhe, um alles noch einmal zu durchleben.

Noch einmal. Dann ist es genug. Dann lasse ich alles los, um noch ein wenig zu LEBEN.

Was ich vorab sagen möchte

»I want so much to open your eyes.
'Cause I need you to look into mine.
Tell me that you'll open your eyes.«

Snow Patrol (Open your Eyes)

Hier beginnt mein Buch. Es ist das Ende einer langen Suche nach dem Glück und dem Sinn des Lebens. Am Ende habe ich verstanden, dass man das Hier und Jetzt nicht suchen kann, denn wer sucht, läuft an der Gegenwart vorbei. Anfangs habe ich versucht, mein Leben krampfhaft mit dem gleichen Glück und dem gleichen Sinn zu füllen wie vor meiner Erkrankung. Das ist mir nicht gelungen. Doch brachte mich dieses Streben dorthin, wo ich heute bin, und machte aus mir den Menschen, der ich heute sein darf.

Ich habe lange gezögert, meine Erfahrungen mit anderen zu teilen – es war ein großer Schritt. Immerhin lege ich damit mein Leben und das meiner Nächsten offen. Doch dann wurde mir bewusst, dass es hier nicht nur um meine persönliche Suche geht, da sich doch alle Menschen irgendwie auf der Suche nach dem

Wesentlichen, nach dem Sinn des Lebens befinden. Auch ich war lange Zeit auf der Suche. Doch seitdem ich krank bin, erlebe ich, dass es möglich ist, das Wesen des Lebens in seiner reinsten Form zu erfahren. Jeder Mensch kann das, weil es in jedem von uns jederzeit anwesend ist. Und so können aus meinen Erfahrungen mit dem Leben, dem Tod, mit Gesundheit und Krankheit auch andere, ungeachtet ihrer Lebensumstände, wertvolle Erkenntnisse ziehen.

Bevor ich krank wurde, hatte mir das Leben alles gegeben, was ich brauchte. Ich war fünfzehn und hatte noch alles vor mir. Ich träumte von der Zukunft. Und gerade, als alles richtig gut zu laufen schien, stellte sich heraus, dass mein Leben nur eine Vorbereitung gewesen war auf das, was kommen sollte. Als ich dachte, dass ich gar nicht glücklicher sein könnte, und glaubte, schon ein wenig vom Leben verstanden zu haben, geschah etwas vollkommen Unvorhersehbares, und niemals hätte ich geahnt, dass mir eben dieses Ereignis so viel mehr geben würde. Aus heiterem Himmel wurde ich mit fünfzehn schwer krank. Ein Tumor, so groß wie eine Männerfaust, war aus meiner vierten Rippe in Richtung Luftröhre gewachsen. Das mesenchymale Chondrosarkom, so der Name des bösartigen Tumors, erwies sich als schwer therapierbar, und doch schien nach einer langwierigen Behandlung alles gut zu werden. Die Erfahrungen in jener Zeit haben mich gelehrt, den Moment zu genießen. Ja, die Vergangenheit, die Monate, in denen ich so krank war, waren sehr wichtig für mich, weil ich in dieser Zeit vieles gelernt habe, das mir heute hilft.

Ich möchte den Leser mitnehmen auf eine Reise in die Vergangenheit, in der ich meinen persönlichen Wachstumsprozess bis zum heutigen Tag beschreibe. Lange Zeit konnte ich nicht spüren, dass das Leben gut ist, so wie es ist. Heute weiß ich das und spüre es. Das Leben, wie schwierig es auch manchmal sein mag, ist immer gut, so wie es ist.

In *Lebe!* schildere ich die Ereignisse der letzten fünf Jahre, die Zeit zwischen meinem fünfzehnten und zwanzigsten Lebensjahr. Seit April 2013 weiß ich, dass meine beiden Lungenflügel von Metastasen befallen sind, sodass ich nicht mehr gesund werden kann. Die Prognose bleibt schwierig, die Tumoren scheinen nicht sehr schnell zu wachsen, und niemand weiß, wann ich sterben werde. Seit dem Tag, an dem ich von den Metastasen erfahren habe, ist alles anders geworden. Es gibt keine Zukunft mehr. Doch ist das jetzt nicht mehr schlimm, da mein Leben zu etwas Besonderem geworden ist. Es ist so intensiv, inspiriert und wertvoll wie nie zuvor. Und weil dieses Leben so wertvoll ist, pumpt mein Herz nicht mehr nur Blut durch meinen Körper. Nein, es ist pure Lebendigkeit, die mich durchströmt, eine ganz bestimmte Energie, die ich täglich spüren kann. Jeder Tag ist ein ganz besonderer Tag: Es gibt nur einen einzigen Tag, *diesen* Tag, in diesem Moment. So wertvoll ist dieses Leben. Und so nehme ich Sie gerne mit in meine Welt. In diese Welt, in der ich bei allem, was ich durchgemacht habe, so viele wichtige Dinge gelernt habe.

Dieses Buch ist ein Bericht über mein Leben, so wie es in der vergangenen Zeit gewesen ist. Meine Erkenntnisse sind ebenso persönlich wie universell, genau wie meine Gedanken über inneres Wachstum, das Leben im Hier und Jetzt, und die darüber, dass man aus allen Erfahrungen Positives ziehen kann. Ich glaube, dass sich jeder Mensch nach der reinsten Form von Liebe und Licht sehnt. Jeder verspürt irgendwann einmal den Wunsch, sich zu Hause zu fühlen, nach Hause kommen zu wollen. Ich habe in diesem Buch versucht, all das Positive, das der Krebs mir gibt, zu benennen. Gegen das Schicksal anzukämpfen und unglücklich zu sein, waren wichtige Elemente in diesem Prozess, doch viel wichtiger ist das, was bleibt: ein Licht am Horizont. Ich habe meine Lektionen gelernt, ebenso wie jeder andere in seinem Leben. Manche Erkenntnis musste ich teuer bezahlen, andere wiederum sind mir einfach zugeflogen. Doch man sollte nicht darauf achten, wie viel etwas gekostet hat, sondern darauf, was es gebracht hat, was übrig geblieben ist. Denn das, was übrig bleibt, ist eine wunderbare Erfahrung, aus der man jeden Tag aufs Neue Inspiration schöpfen kann.

Ich finde es schön, dass dieses Buch bleibt, wenn ich einmal nicht mehr bin. Es ist eine Art Nachlass, auch wenn es nicht nur für später, sondern auch für jetzt gedacht ist. Das Schreiben hat es mir ermöglicht, aus sicherem Abstand auf mein Leben zurückzublicken. So konnte ich Zusammenhänge besser erkennen und mich von all den wunderbaren Menschen inspirieren lassen, die um mich sind. Zu meinem großen Glück habe ich ausreichend Zeit bekommen, um dieses Lebenswerk zu Ende zu bringen.

Meine Geschichte wird vielleicht nicht immer verständlich oder nachvollziehbar sein, aber das ist in Ordnung. Mag der Leser damit machen, was er kann und möchte. Es ist alles gut. Alles im Hier und Jetzt ist gut. Seit ich Krebs habe, ist mein Leben nie mehr gewesen, was es war. Und es wird nie mehr so sein. Ich leuchte jetzt. Zu verstehen, dass dieses eine Leben endlich ist, das Leben an sich aber unendlich, lässt mich hell leuchten. Es macht mich frei.

Das Einzige, was mir noch bleibt, ist zu leuchten und in vollen Zügen zu leben und zu genießen. Daher lautet mein Rat: LEBE!

März 2014

Teil eins

∞

1

**»And I'm calling you, dreamer.
Don't you ever wake up.«**

Dinand Woesthoff (Dreamer)

Im Juni 2009 habe ich einen Traum, an den ich mich noch gut erinnere, als ich morgens aufwache. In diesem Traum laufe ich mit meiner Freundin Dorien die Treppe zum besten Friseur am Ort hinauf. Es fällt mir schwer zu gehen, und so halte ich mich am Treppengeländer fest, um nicht zu fallen. Dorien ist an meiner Seite und stützt mich. Wir sind fröhlich in meinem Traum und plaudern angeregt über Frisuren, Haare und Haarefärben. Dann sind wir im Friseursalon, wo mir meine langen blonden Locken abgeschnitten werden. Stattdessen habe ich nun eine Kurzhaarfrisur. Ich schaue in den Spiegel und sehe meine kurzen Haare. Es sieht sexy aus, und ich bin schön. Und doch läuft mir eine Träne über die Wange. Auch Dorien weint. Uns ist beiden klar, dass dies keine Verwandlung nur so zum Vergnügen ist. In meinem Traum reden wir nicht darüber, aber ich weiß, dass Dorien und ich beim Friseur sind, weil mir wegen einer Chemotherapie die Haare in rasendem Tempo ausfallen. Wir hatten ausgemacht, gemeinsam zum Friseur zu gehen und mir die Haare schneiden zu lassen, bevor ich völlig kahl wäre. Nachdem unsere Tränen getrocknet sind und mir bewusst wird, dass ich schwer krank bin, wache ich auf.

In den Sommerferien desselben Jahres genieße ich die Sonne, die Zeit mit meinen Freundinnen und die Freiheit, nicht in die Schule zu müssen. Tagsüber habe ich einen Ferienjob in der Schulbibliothek meines Gymnasiums. Eigentlich sind es völlig normale Sommerferien, wie sie eben sein sollen für ein Mädchen meines Alters. Ich hatte gerade die Mittelstufe abgeschlossen und mir für die Oberstufe einiges vorgenommen: Spanisch und Wirtschaft, dazu kultur- und sozialkundliche Fächer. Ich freute mich auf die zusätzliche Herausforderung, denn die Mittelstufe war mir leichtgefallen. Ich war eine gesunde, strahlende junge Frau, die der Zukunft voll Vertrauen entgegensah.

Es muss an einem frühen Morgen im Juli gewesen sein, kurz bevor ich mich auf den Weg zu meinem Ferienjob machte. Ich stand nackt vor dem Badezimmerspiegel und wollte gerade unter die Dusche gehen, als mir eine kleine Schwellung auf der Höhe meiner linken Brust auffiel. Ich schaute genauer hin und tastete die Haut unter meinen beiden Achseln ab. Tatsächlich, die linke Seite war ein wenig dicker, aber ansonsten konnte ich nichts Besonderes wahrnehmen. Ich ging unter die Dusche, vergaß die Beule und erlebte so noch drei unbekümmerte Ferienwochen. Als die Schwellung mir drei Wochen später erneut auffiel, tastete ich genauer. Diesmal spürte ich tatsächlich etwas Seltsames, einen steinharten Knoten unter meiner Achsel. Ich zeigte ihn Mama und ging zur Sicherheit zu unserer Hausärztin. Die meinte zwar, dass es wahrscheinlich nichts zu bedeuten habe, aber um etwas Ernstes auszuschließen, wollte sie doch einige weitere Untersuchungen veranlassen. Ich wurde geröntgt und sollte mich ein paar Wochen später bei dem Chirurgen Doktor Ten Berge vorstellen. In der Zwischenzeit genoss ich weiter meine Ferien. Wer denkt schon an Krebs, wenn er fünfzehn ist?

Als wir an einem Freitag Ende August endlich einen Termin bei dem Chirurgen haben, ist der Knoten schon deutlicher spürbar. Gemeinsam gehen Mama und ich ins Krankenhaus. Dort ist es ruhig, ganz so, als wären in den Sommerferien weniger Menschen krank. Erst sitzen wir im Wartezimmer, später im Sprechzimmer, bis Doktor Ten Berge kommt. Ich kenne den Arzt, wir haben uns schon öfter gesehen. Als ich acht Jahre alt war, hatte ich mir den Arm gebrochen, und nach einigen Komplikationen hatte er mich schließlich wegen eines eingeklemmten Nervs operiert. Ich fand ihn damals ziemlich unheimlich. Er kam meist völlig unerwartet herein, wenn Mama und ich im Sprechzimmer auf ihn warteten. Er klopfte einmal an die Tür und öffnete dann, ohne auf eine Antwort zu warten.

Genau wie damals klopft er nur kurz und öffnet dann sofort die Tür. Er hat sich nicht verändert, ist höchstens ein bisschen älter geworden. Aber er erkennt mich nicht wieder. Es muss etwa sechs Jahre her gewesen sein, als wir uns das letzte Mal sahen. Ich erzähle ihm, dass da ein Knoten unter meiner linken Achsel ist, dass ich nicht weiß, seit wann genau, und dass es keinen Grund gibt, davon auszugehen, dass es sich um eine Verletzung oder so etwas handelt.

»Lass mal sehen«, sagt Doktor Ten Berge.

»Muss ich meinen BH ausziehen?«, frage ich mit einem Blick zu Mama.

»Ja, natürlich, sonst kann ich doch nichts sehen«, sagt er gereizt. Ich weiß plötzlich wieder, warum er mich als Kind immer so eingeschüchtert hatte. Er tastet den Knoten unter meiner Achsel ab, folgt dann mit seinen Händen dem Verlauf meiner Rippen von der Wirbelsäule bis zu den Brüsten. Mir ist das ziemlich peinlich. Nachdem er die linke Seite abgetastet hat, vergleicht er sie mit der rechten. Die Untersuchung dauert etwa zehn Minuten, zehn lange, schweigsame Minuten. Meine Verlegenheit würde ich in den Monaten, die folgten, vollständig verlieren. Ich weiß

nicht mehr, wie oft ich in dieser Zeit vor Ärzten meinen BH ausziehen musste.

»Auf den Röntgenaufnahmen kann ich nicht genau erkennen,
was das für ein Knoten ist. Wir machen einen Ultraschall und
schauen dann weiter.«

»Wann soll das gemacht werden?«, fragt Mama.

»So schnell wie möglich, ich möchte wissen, womit wir es zu
tun haben. Nächste Woche kommst du wieder, und dann machen
wir einen Ultraschall.«

Nach dem Wochenende fahre ich wieder mit Mama ins Krankenhaus. Es ist auch diesmal wieder ruhig dort. Ich gehe allein in
den Raum, in dem der Ultraschall gemacht werden soll, und ziehe – auch diesmal mit Unbehagen – meinen BH aus. Die Arzt-
helferin zeigt mir, wo ich mich hinlegen soll, und sagt, dass der
Arzt, der den Ultraschall macht, gleich kommen wird. Sie holt ein
Handtuch und legt es mir auf den Busen. Da liege ich also, denke
ich. Schließlich kommt der Arzt herein und beginnt mit der Untersuchung. Er verteilt Gel auf der Schwellung unter meiner Achsel und fährt mit einem kleinen Gerät darüber, das Bilder macht.
Nach fünf Minuten Schweigen und vielen Aufnahmen habe ich
endlich den Mut, etwas zu sagen.

»Und, alles okay?«, frage ich. Ich weiß nicht, was ich sonst sagen soll. Ich möchte auch nicht fragen, ob etwas nicht in Ordnung sei, weil ich Angst vor seiner Antwort habe.

»Das kann ich jetzt noch nicht sagen. Könntest du bitte im
Wartezimmer Platz nehmen?«, sagt er ohne jede Gefühlsregung,
nachdem er seine Sachen weggeräumt hat. Er gibt mir ein Handtuch, mit dem ich mir das Gel von der Brust wischen kann, und
geht. Als ich zu Mama ins Wartezimmer komme und ihr sage,
dass wir noch ein wenig warten müssen, merke ich, wie sie er-
schrickt. Ein paar Minuten später werden wir von einer netten
Schwester hereingerufen. Sie teilt uns mit, dass ich auch noch

einmal geröntgt werden solle, weil sich die Radiologen meinen Brustkorb noch einmal genauer ansehen wollten und die Untersuchungen, die bereits gemacht wurden, nicht mehr aktuell genug seien. Kurz danach kommt sie nochmal herein.

»Wir möchten auch noch eine Computertomografie und ein MRT machen. Wir haben gleich morgen noch einen Termin für dich freigemacht. Wir sehen uns also morgen.«

Mama versucht, mehr darüber zu erfahren, warum all diese Untersuchungen nötig sind. Aber die Schwester meint nur, sie könne darüber noch nichts sagen, weil es noch keine endgültigen Ergebnisse gebe. Mir ist ziemlich unheimlich zumute. Warum müssen denn morgen nochmal Aufnahmen gemacht werden? Wir vereinbaren einen Termin bei der Sprechstundenhilfe, und dann habe ich keine Worte mehr. Mama und ich laufen Arm in Arm zum Auto, jede in ihre eigenen Gedanken versunken. Ich habe ein ganz komisches Gefühl. Etwas ist nicht in Ordnung.

Da meine Eltern geschieden sind, bringt Mama mich an dem Abend noch zu Papa, der am nächsten Tag mit mir ins Krankenhaus fahren soll. Dort wird sowohl eine CT als auch eine MRT gemacht. Und bei der Sekretärin am Empfang der Radiologie wartet eine Nachricht von Doktor Ten Berge auf uns. Ob wir am nächsten Tag Zeit für ein Gespräch über das Ergebnis hätten.

Verdammt, es scheint wirklich alles darauf hinzudeuten, dass es sich um etwas Ernstes handelt. Aber was genau ist los? Und wie soll es weitergehen? Auf all diese Fragen haben wir noch keine Antwort, ja wagen sie nicht einmal zu stellen. Nach all den Untersuchungen ist auch Papa ganz still geworden, als er mit mir zurück durch die Abteilung läuft.

Am Mittwoch gehen Mama und ich wieder ins Krankenhaus. Wir melden uns am Empfang, und die Sekretärin ruft Doktor Ten Berge an, der gerade Dienst in der Notaufnahme hat. Er hat sich extra Zeit für mich genommen, eigentlich hat er erst in einigen Tagen wieder Sprechstunde. Als er kommt, sitzen Mama und ich schon im Sprechzimmer. Das kurze Klopfen an der Tür klingt heute anders, menschlicher. Ruhig kommt er herein und fragt, ob wir etwas trinken wollen. Wir schütteln den Kopf, wir brauchen nichts zu trinken. Es ist, als hätte ich einen Kloß in Mund und Kehle. Er setzt sich nicht, wie sonst üblich, hinter seinen Schreibtisch, sondern nimmt auf dem Behandlungstisch Platz, ganz nah bei uns.

»Um gleich mit der Tür ins Haus zu fallen«, beginnt Doktor Ten Berge, »auf den Aufnahmen, die wir gemacht haben, ist ein großer Schatten an deiner vierten Rippe zu sehen. Das ist höchstwahrscheinlich ein Tumor. Ich habe für morgen einen Termin in der Kinderonkologie im Krankenhaus in Groningen für dich vereinbart. Du kannst gleich dorthin.«

»Onkologie? Ja, natürlich, dann gehen wir da gleich morgen hin. Können Sie schon ein bisschen mehr sagen?« Mama weint.

»Der Tumor wächst von deiner vierten Rippe nach innen, in deine Lunge hinein. Ich weiß nicht, ob die Geschwulst gut- oder bösartig ist. Dafür sind weitere Untersuchungen notwendig, und das ist der Grund, warum ich dich an die Onkologie überweise.« Er nennt den Namen irgendeines Sarkoms, den ich schnell wieder vergesse. »Ich habe mich schon mit meinen Kollegen in Groningen beraten, und wir schlagen in jedem Fall vor, gleich am Freitag eine Knochenszintigrafie von deinem Körper zu machen, um auszuschließen, dass der Tumor in andere Teile deines Skeletts gestreut hat.«

Beim Abschied wünscht er uns viel Kraft.

»Ihr werdet sie brauchen, ihr habt eine schwere Zeit vor euch.« Weder er noch wir wussten damals schon, ob ich wirklich Krebs hatte, aber er hatte sehr wohl gesehen, dass der Tumor schrecklich groß war. Als wir am nächsten Tag in der Kinderonkologie in Groningen sind und zum ersten Mal mit eigenen Augen die Bilder sehen, verstehe ich, was Doktor Ten Berge gemeint hat. Egal ob der Tumor nun gut- oder bösartig ist, jedenfalls ist er riesig: so groß wie eine kräftige Männerfaust. Im Bereich der Lunge beginnt er bereits, in Richtung Luftröhre zu wachsen. Die Geschwulst ist an meiner vierten Rippe entstanden, inzwischen aber auch schon an meiner dritten und fünften Rippe festgewachsen.

Als ich ein Jahr alt war, haben sich meine Eltern getrennt. Und doch war meine Kindheit von großer Verbundenheit geprägt, da mein Vater und meine Mutter immer Kontakt gehalten haben. Seit meinem vierten Lebensjahr hatten sie beide neue Lebenspartner, mit denen auch ich gut zurechtkam. Mein Vater ist heute immer noch mit seiner Freundin zusammen, Mamas Freund ist vor etwa acht Jahren gestorben, und seitdem ist sie Single. Ich habe immer bei Mama gewohnt, am Wochenende war ich meistens bei Papa.

Meine drei Brüder und ich sind das verbindende Element zwischen meinen Eltern. Immer wenn mit mir oder meinen Brüdern etwas ist, fällt die Vergangenheit von uns ab, und dann zeigt sich, wie sehr wir zusammengehören: Immerhin haben wir vier ja nur einen Vater und eine Mutter – und ich bin das Nesthäkchen. Daan ist der Älteste, danach kommt Jim, der ein Jahr jünger ist. Zwischen Jim und Joep, meinem jüngsten Bruder, liegen zwei Jahre, und zwischen Daan und mir sogar zehn. Für mich war es immer ein tolles Gefühl, das Nesthäkchen *und* das einzige Mädchen zu sein. Die Männer in meinem Leben geben mir Kraft.

Daan ist derjenige, zu dem ich immer kommen kann, wenn ich mich mal wieder in einem Gefühlschaos befinde. Er ist sehr friedliebend und arbeitete früher bei einer Bank. Noch bevor ich krank wurde, hat er dort gekündigt, weil er keine Befriedigung darin gefunden hat, sich mit abstrakten Zahlen und Finanzthemen beschäftigen zu müssen. Stattdessen ist er nach Indien gegangen, um dort ehrenamtliche Arbeit zu leisten. Er hat in seinem Projekt so eng mit den indischen Kollegen zusammengearbeitet, dass er sie heute als Familie bezeichnet. Daan war eigentlich schon wieder auf dem Sprung nach Indien, als ich in die Mühlen der Medizin geriet und er seinen Flug stornierte. Solange sich dies alles hinzieht, wohnt er wieder bei mir und Mama, jedenfalls bis sich die Dinge klären und er eine eigene Wohnung gefunden hat.

Jim ist mein attraktivster Bruder. Er ist ein Frauentyp und zieht überall die Aufmerksamkeit auf sich. Ich merke, wie die Leute uns beobachten, wenn ich ihn zur Begrüßung küsse, bei seinen Besuchen im Krankenhaus oder wo auch immer. Jim ist groß, schlank und sehr muskulös. Er hat ein hübsches, markantes Gesicht, und seine tolle Figur wirkt besonders gut, wenn er Jeans und eins seiner vielen T-Shirts trägt. Ich tue gern so, als würde ich gar nicht merken, wie die Leute uns anstarren – diesen großen gutaussehenden Mann mit seiner jüngeren Frau –, und ich gebe ihm dann immer nochmal einen Extrakuss und winke ihm zärtlich hinterher. Jim ist Soldat.

Auch Joep ist Berufssoldat, und nachdem er das erste Mal von einem Einsatz in Afghanistan zurückkam, zog er mit seiner Freundin zusammen. Das ist inzwischen schon wieder ein Weilchen her, und sie wohnen immer noch glücklich zusammen. Das ist typisch Joep: bloß nichts verkomplizieren, Liebe ist Liebe – nicht mehr und nicht weniger. So sieht Joep die Dinge. Joep ist unglaublich stark, körperlich wie seelisch. Bald wird er wieder aufbrechen, auf UN-Friedensmission nach Afghanistan. Normalerweise haben wir alle täglich Kontakt miteinander und erzählen uns kurz, wie der Tag war, ob die Sonne schien und was wir gemacht haben. Ich fühle mich reich beschenkt mit dieser Familie und dem Wissen, dass wir immer füreinander da sein werden und uns jederzeit kontaktieren können, dass aber gleichzeitig jeder sein eigenes Leben führt.

Ich weiß, dass es eine ernste Sache ist mit diesem Tumor, weil ich innerhalb einer Woche alle Untersuchungen durchlaufen musste, die man machen kann. Und doch habe ich Hoffnung, weil die riesige Geschwulst nicht an sich bösartig sein muss. Am Freitag bin ich nach der Knochenszintografie von all den Eindrücken und Emotionen ganz erschöpft. Ich bin froh, dass auch Ärzte ein Wochenende haben, und dass die Untersuchungen für mich erst am Dienstag weitergehen. Da es noch nicht sicher ist, ob der Tumor gut- oder bösartig ist, schlägt Doktor Veenstra – der Arzt, der vielleicht mein Onkologe werden wird – vor, eine Gewebeprobe zu entnehmen.

Die Punktion, die eine Woche später stattfindet und bei der diese Probe entnommen wird, ist meine erste »echte« medizinische Erfahrung. Und diese Erfahrung bringt eine Erkenntnis mit sich, die mir während meines weiteren Krankheitsverlaufs, ja im Grunde sogar während meines weiteren Lebens von großem Nutzen sein sollte. Mama, Daan und ich machten uns wie vereinbart auf den Weg nach Groningen, um die Punktion vornehmen zu lassen. Hierzu wurde mir ein Beruhigungsmittel verabreicht. Ich weiß nicht, was genau ich mir vorher unter einer Punktion vorgestellt hatte, aber der Moment, als ich mich ohne Mama und Daan auf den Operationstisch legen musste, war ein Schock für mich. Wo waren sie, als ich die Infusion bekam? Wo, als ich das Bewusstsein verlor? Hinterher hält man das für selbstverständlich, aber als ich dort ganz allein auf dem OP-Tisch lag, spürte ich plötzlich, dass ich meinen Weg zum großen Teil allein würde gehen müssen. In meinem Unterbewusstsein war mir dies bereits vorher klar gewesen, aber erst in diesem Moment reifte es zu einer grundlegenden Erkenntnis. Ich würde den medizinischen Weg allein gehen müssen – und auch mein weiteres Leben hatte ich allein zu bestreiten.

Es folgte eine Zeit, die von ständiger Veränderung geprägt war. Jeder Tag war anders als der zuvor, weil über den möglichen Krebs in meinem Körper immer mehr bekannt wurde. All das ging in einem rasenden Tempo vor sich. Ich musste angesichts der sich überschlagenden Ereignisse eine unglaubliche Flexibilität an den Tag legen, was mir nicht schwerfiel, da es schlicht und ergreifend keine andere Möglichkeit gab. Wir balancierten in diesen Wochen zwischen Hoffnung und Verzweiflung, zwischen Akzeptanz und Trauer. Zwischen Gegenwart und Zukunft. Zwischen Gesundheit und Krankheit. Zwischen Stunden, die nicht vergehen wollten, und solchen, die dahinrasten wie Sekunden. Das ständige Warten raubte mir immer wieder allen Mut. Oft fühlte ich mich machtlos. Wo war nur die Kontrolle über mein Leben geblieben?

In der Woche nach der Punktion, als ich noch nichts Genaues wusste, wachte ich oft am frühen Morgen auf. Zwischen dem Aufwachen und dem tatsächlichen Wachsein sieht die Welt für kurze Zeit sehr überschaubar aus. Wie eine Wunderwelt, in der die kleinen alltäglichen Dinge verschwunden zu sein scheinen, sodass man sich wünscht, ewig in diesem Zwischenreich leben zu dürfen. In diesem Zwischenreich spürte ich den Kummer meiner Umgebung nicht, und ich spürte auch nicht, wie schwer es mir fiel, all diese Entscheidungen zu fällen. Doch der Moment des echten Erwachens kam schnell. Direkt nach dem Aufwachen war ich einfach am Leben, war ich einfach Laura, und alles kam mir vor wie ein Traum. Die ganze Woche über verfolgte mich das Gefühl, in einem zu schnell fahrenden Zug zu sitzen. Und dann schien paradoxerweise wieder alles zu langsam zu gehen, weil ich mein Leben und meinen Weg aus der Hand geben musste. Dann hoffte ich nur noch mit aller Kraft, dass ich bald erfahren würde, woran ich war.

Ich musste in dieser Woche auch zum ersten Mal lernen, mich in mein Schicksal zu fügen. Das Ergebnis ließ lange auf sich warten, die Regie darüber musste ich anderen überlassen. »Es ist mir langsam egal, was ich zu hören bekomme, wenn er nur endlich anruft«, sagte ich eines Abends zu Daan. »Lieber schlechte Nachrichten als gar keine. Es fällt mir schwer, mit Unsicherheit umzugehen, und ich kann etwas erst akzeptieren, wenn ich weiß, womit ich es überhaupt zu tun habe.«

In diesen Anfangswochen gab es noch nicht viel Konkretes über meine Situation zu sagen. Trotz des Schattens, der bereits über uns allen lag, war es auch eine sehr intensive Zeit. Meine Eltern und ich führten lange und gute Gespräche. Für sie war die Angst, die sie empfanden, zweigeteilt: Auf der einen Seite die Furcht, mich zu verlieren, auf der anderen die Angst vor den Schmerzen, die ich vielleicht würde erdulden müssen. Eltern wünschen sich natürlich, dass ihre Kinder mit einigermaßen heiler Haut davonkommen, wenn sie groß werden. Wobei das meiner Meinung nach ein Paradox ist, denn man wächst, so glaube ich, vor allem in den schwierigsten Momenten. In den tiefsten Tälern der Existenz lernt man die schönsten Dinge über das Leben. Ich jedenfalls empfand keine Angst, wenn ich auch begriff, welch große Angst meine Eltern haben mussten.

»Ich möchte dir diese Sache so gern abnehmen, Laura«, sagte Papa eines Tages zu mir.

Ich erschrak. »Bitte nicht, das will ich dir nicht antun. Und so funktioniert es auch nicht.«

»Nein, das weiß ich ja. Aber ich verstehe einfach nicht, warum du das durchmachen musst. Warum du und nicht ich?«

»Papa, damit machst du es dir nur noch schwerer. Pass auf, was du da sagst. Du darfst die Götter nicht herausfordern, um mein Leben zu retten im Tausch gegen deins. Außerdem weiß ich, dass ich hieran wachsen werde. Diese Krankheit wird mir etwas schenken. Wir können noch nicht überblicken, was kommt, aber es wird alles gut.«

Während ich auf das Ergebnis warte, sitze ich ganz normal in der Schule. Ich folge dem Unterricht und fühle mich gleichzeitig wie eine Fremde im Klassenzimmer. In der ersten Zeit nach den Sommerferien gibt es immer viel zu tun – den Stundenplan machen, Prüfungstermine notieren, die Unterrichtsmaterialien durcharbeiten, um sich einen Überblick über das kommende Schuljahr zu verschaffen. Normalerweise war ich in dieser Zeit immer eifrig dabei, alle Informationen von der Tafel in meine Hefte und meinen Terminkalender zu übertragen. Seit ich im Gymnasium bin, bin ich eine sehr lernbegierige Schülerin, die alles wissen möchte.

Aber in dieser Zeit war das anders. Als ich eines Tages in Sozialkunde neben Dorien sitze, mit ihr rede und gleichzeitig aufzupassen versuche, fällt mir plötzlich der Traum wieder ein. Ich hatte nicht mehr an den Traum gedacht, den ich schon im Juni gehabt hatte, aber plötzlich habe ich das Gefühl, von der Zeit eingeholt zu werden. Ich hatte diesen Traum, noch bevor ich die Schwellung unter meiner Achsel bemerkt hatte. Natürlich war der Tumor damals schon in meinem Körper vorhanden, aber ich hatte keine Ahnung gehabt, dass es ihn gab.

»Dorien«, flüstere ich, »gehst du demnächst mal mit mir zum Friseur?«

»Warum?« Sie sieht mich mit großen Augen an.

»Ich möchte mir die Haare kurz schneiden lassen, bevor ich eine Glatze bekomme.« Es herrscht einen Moment Schweigen. »Wenn ich sie sowieso verliere, wäre es doch schön, vorher wenigstens eine hübsche Frisur gehabt zu haben.« Ich versuche lustig zu klingen.

»Nein, Laura«, flüstert sie, »du hast keinen Krebs, ganz sicher nicht, es wird alles gut.«

»Natürlich. Aber wenn doch, gehst du dann mit mir zum Friseur?«

»Darüber reden wir, wenn es so weit ist, okay?«

2

»Yesterday, all my troubles seemed so far away.«

Beatles (Yesterday)

Das Ergebnis der Punktion lässt lange auf sich warten. Der Onkologe meldet sich zwischendurch telefonisch, um uns darüber zu informieren, dass sie für die Untersuchung des Gewebes noch etwas Zeit brauchen. Es hat sich noch keine Übereinstimmung zwischen meinem Gewebe und dem aus einer bekannten Diagnose gefunden, daher wird noch weitergeforscht. Erst ein paar Wochen später kommt endlich der erlösende Anruf. Man erwartet uns tags darauf in Groningen.

Und so setzen meine Eltern und ich uns ins Auto. Es ist ein gutes Gefühl, das miteinander durchstehen zu können. Während das Auto einen Kilometer nach dem anderen zurücklegt, wird mir bewusst, dass der Onkologe im Krankenhaus Kenntnis über mein Leben und meine Zukunft hat. Er weiß in diesem Moment etwas über mich, das ich noch nicht weiß. Ich befinde mich sozusagen auf dem Weg in meine Zukunft. Eine Zukunft, die vielleicht schon in einer Stunde eine völlig andere Wendung genommen haben wird.

Das Poliklinikum ist schon fast zu einem vertrauten Ort mit

vertrauten Menschen für mich geworden, denke ich, als wir die Sekretärin begrüßen, die wir nun innerhalb kürzester Zeit schon mehrmals gesehen haben. So ist das hier sicher öfter. Sie kommt hinter ihrem Schreibtisch hervor und bringt uns zu einem Raum, in dem kein Behandlungstisch steht. Es ist ein Zimmer ohne Fenster, in dem lediglich fünf Stühle um einen Tisch mit einem Computer darauf stehen. Es wirkt wie das ultimative Schlechte-Nachrichten-Sprechzimmer, kalt und steril. Wir müssen ein paar Minuten warten, bis Doktor Veenstra kommt. Wir reden nicht viel, nur ein paar Sätze, um die Stille zu durchbrechen und unsere Nerven zu beruhigen. Aber eigentlich ist jedes Wort zu viel. Gleich werden wir erfahren, wie meine Zukunft, und damit auch die meiner Eltern, aussehen wird.

In der nun folgenden halben Stunde werde ich von einem gesunden fünfzehnjährigen Mädchen zu einer ernsthaft kranken fünfzehnjährigen Frau. Ich leide an einer seltenen Krebsart, dem mesenchymalen Chondrosarkom. Dieser Tumor kommt bei jungen Leuten wie mir nicht oft vor, und auch bei älteren Menschen ist er eine sehr ungewöhnliche Krebsart.

»Ich weiß nicht, ob die Chemotherapie anschlagen wird, das müssen wir abwarten. Ich weiß nicht mal, ob ich dir überhaupt helfen kann. Aber wir versuchen es, wir wollen, dass du achtzig Jahre alt wirst, genau wie jeder andere Mensch«, sagt Doktor Veenstra.

»Natürlich können Sie mir helfen, ich sterbe noch nicht. Dafür ist es zu früh«, sage ich.

Danach besprechen wir noch einige andere Dinge. Wenn ich mich für diesen Behandlungsweg entscheide, werde ich zunächst vier Chemotherapien von je drei Tagen durchlaufen müssen. Nach den Chemos werden Aufnahmen gemacht, und danach wird man bei einer Operation so viel wie möglich von dem Tumor entfernen. Nach der Operation würde ich dann, je nachdem ob die Chemotherapie anschlägt oder nicht, noch weitere Chemos bekommen und parallel dazu auch noch Bestrahlungen. Ich kann sofort mit der Behandlung beginnen, die er mir sehr ans Herz legt, aber ich kann auch noch in einem anderen Krankenhaus eine zweite Meinung einholen. Ich habe jedoch sofort das Gefühl, dass ich seinem Rat folgen will. Vom ersten Moment an habe ich Vertrauen zu Doktor Veenstra gehabt und der Offenheit, mit der er die Dinge angeht. Alles was er weiß, gibt er an mich weiter – oder zumindest ist das mein Eindruck. Daher akzeptiere ich den Weg, den ich zu gehen habe, ohne Vorbehalt. In diesem Sinne beenden wir das Gespräch und vereinbaren, bald wieder Kontakt aufzunehmen. Die Schwester bringt uns ein paar Prospekte mit Bandanas und Perücken und erzählt von den Möglichkeiten, die man nach dem Haarverlust durch die Chemo hat.

»Es geht schnell, bei dieser Therapie werden dir bald die Haare ausfallen«, sagt sie.

Ich werfe einen kurzen Blick in die Prospekte, in eine Welt, die noch nicht die meine ist, die mir aber schon bald selbstverständlich werden wird.

»Danke, ich schau mir das an«, sage ich leise, bevor wir uns von ihr verabschieden. Nach dem Gespräch bleiben meine Eltern und ich allein im Raum zurück. Es ist alles gesagt. Wir nehmen einander in die Arme und weinen. Ich spüre keinen tiefgehenden Kummer, mache mir vielleicht sogar in dem Moment mehr Sorgen wegen des Leids, das ich in den Augen meiner Eltern sehe. Sie sind so unglaublich traurig.

Die Heimfahrt verläuft ruhig. Jeder färbt die vorbeiziehende Landschaft mit seinen eigenen Farben. Im Auto rufe ich meine Oma und ein paar Freundinnen an. Dann lade ich meine Brüder für den Abend zu einem kleinen Essen ein. Die Nachricht ist zu groß, um sie am Telefon mitzuteilen, aber jedem, den ich anrufe, ist klar, dass ich eine gute Nachricht sehr wohl am Telefon erzählt hätte. Der Rückweg scheint diesmal kürzer zu sein, und wir kommen schon bald in die Stadt. Ich sehe, wie Leute mit ihrem Einkaufswagen aus dem Supermarkt kommen. Ich sehe, wie Männer im Anzug von ihrer Arbeit nach Hause gehen, und ich sehe, wie eine Mutter mit einem Buggy den Zebrastreifen überquert. Die Welt dreht sich weiter, denke ich erschrocken. In der Blase, in der wir einen Nachmittag lang verblieben waren, waren wir uns der Welt da draußen nicht bewusst gewesen. Eine Träne fließt über meine Wange, während ich in meiner eigenen Blase sitze.

Die nächsten Tage kommen mir unwirklich vor. Ich durchlebe sie zwar irgendwie, aber es ist, als ob ein Schleier der Irrealität über ihnen läge. Obwohl Doktor Veenstra es mir freigestellt hat, ob ich mich für seinen Behandlungsplan entscheide oder nicht, wissen meine Eltern und ich ganz genau, dass wir es tun werden. Es fühlt sich gut an – soweit sich in dieser Situation überhaupt irgendetwas gut anfühlen kann. Ich beschließe daher, schnell mit der Chemo anzufangen. Plötzlich habe ich nur noch eine Woche, bis sie beginnt. Es kommt mir vor, als wären dies nun meine letzten gesunden Tage, die ich nicht einmal richtig genießen kann, weil ich schon zu viel weiß über die Zeit, die mir bevorsteht. Mein Körper ist noch so gut wie gesund, abgesehen von dem lebensbedrohlichen Tumor in der Nähe meiner Lunge. Aber in meinem Geist ist schon zu viel geschehen, um einfach in den Tag hineinleben zu können.

Ich gehe mit Daan mexikanisch essen, weil mein Geschmackssinn durch die Chemo vielleicht leiden wird. Auch ans Meer fahre ich, weil es mir dort immer gut geht. Ich renne über den Strand und spüre, dass ich lebe. Ich renne so lange, bis ich außer Atem bin. Der Wind weht mir durch die Haare. Jetzt geht es noch, denke ich, während ich auf das Wasser zulaufe. Aber was genau jetzt noch geht und dann nicht mehr, weiß ich nicht wirklich. Ich färbe meine langen dunkelblonden Haare rot, weil das etwas ist, was ich immer tun wollte, aber mich bisher nicht getraut habe. Und ich genieße meine Gesundheit. Ich decke mich mit Vitaminpillen ein, weil ich denke, dass sie mir helfen werden, besser durch die Chemotherapien zu kommen. Ich bin in dieser Zeit die Sonne im Haus, ich gebe allen um mich herum Kraft. Und so fühle ich mich auch, kräftig und stark. Das alles beherrschende Gefühl in mir ist, dass ich das alles überstehen werde. Dass diese Krankheit nur eine Phase in meinem eigentlich gesunden Leben sein wird, und dass ich nicht an ihr sterben werde. Ich werde nicht sterben, weil ich kämpfe. In meinem Kopf haben »nicht sterben« und »kämpfen« in diesem Moment die gleiche Bedeutung. Ich will kämpfen für mich selbst, aber auch für meine Eltern, für meine Brüder, meine Freundinnen, für alle Menschen in meinem Umfeld. Und ich weiß ganz sicher: Ich werde immer weiterkämpfen. Für mich selbst. Für mein Leben. Für meine Zukunft. Für meine Träume. Für meine Liebe. Für mein Licht. Für alles, was in mir ist: Ich werde kämpfen. Es ist das selbstverständliche Gefühl einer jungen Frau, die noch nicht krank ist. Später werde ich entdecken, dass es anders geht. Ein chemofreier Körper hat meinen Geist übermütig gemacht. In dieser Woche ist mir zwar bewusst, dass ich krank bin und dass ich noch kränker werde, aber ich realisiere nur zu einem kleinen Teil, was mir wirklich bevorsteht.

3

»Lights will guide you home, and ignite your bones. And I will try to fix you.«

Coldplay (Fix You)

Einen Tag vor Beginn der Chemo melde ich mich zur Aufnahme im Krankenhaus. Ich bekomme einen Platz in der Kinderabteilung der Onkologie, und als ich mein Zimmer betrete, erschrecke ich. Drei kahlköpfige Kinder schauen mich an, ihre kleinen bleichen Gesichter strahlen mir entgegen. Das Mädchen, das neben mir liegt, ist genauso alt wie ich. Sie lotst mich durch den ersten Abend im Krankenhaus.

»Ich schlafe immer mit Augenmaske, weil es hier Tag und Nacht hell ist.« Sie zeigt mir ihre rosa Maske und erzählt, dass sie eine seltene Krebserkrankung im Gesicht hat.

»Eigentlich bin ich froh, dass er so selten ist. Wenn man was Bekanntes hat, kriegt man ständig Ratschläge, weil jeder irgendeine Nachbarin oder einen Verwandten kennt, der dasselbe hatte. Damit können sie uns jedenfalls nicht nerven«, sagt sie.

So kann man es natürlich auch sehen, denke ich. Dann ist so ein seltener Tumor doch für irgendwas gut.

»Was trägst du auf dem Kopf, wenn du nicht im Krankenhaus bist?« Sie zeigt mir ihre Perücke, eine schöne mit blonden Locken. Ich meinerseits führe ihr die Mütze vor, die ich ein paar Tage zuvor in der Stadt erstanden habe. Dann erzählt sie mir von ihren Erfahrungen und von den Chemotherapien. Sie hat einen beruhigenden Einfluss auf mich, nicht weil sie sagt, dass alles gut wird, sondern weil sie mich spüren lässt, dass es noch mehr junge Leute wie mich gibt.

Am Tag danach ist es so weit. Bevor man mir am späten Nachmittag die Chemo verabreicht, wird mir unter Vollnarkose ein Portkatheter implantiert. Ein Portkatheter, oder kurz Port, sieht aus wie eine hohle Euromünze und wird direkt über meiner rechten Brust unterhalb des Halses angebracht – ich kann ihn tasten. Über diese hohle »Münze«, von der ein dünner Schlauch zu einem Blutgefäß nahe beim Herzen führt, wird die Chemo verabreicht. Das ist sehr praktisch, denn ansonsten müsste ich jedes Mal eine Infusion bekommen, was meine Blutgefäße auf die Dauer nicht aushalten würden. Außerdem könnten die Chemikalien, wenn sie auf meine Haut geraten, Brandwunden verursachen. Jedenfalls werden gegen meinen Tumor ganz offensichtlich ernstzunehmende Medikamente eingesetzt, da gibt es wohl keinen Zweifel. Als ich aus dem OP-Raum zurückkomme, wird mir im Bett die Chemo verabreicht. Meine Brüder und meine Eltern stehen um mein Bett herum, die Vorhänge sind zugezogen, während mein neuer Port sofort seiner Bestimmung zugeführt wird.

»Dann kann's also losgehen.« Ich sehe sie von meinem Bett aus an und zaubere ein Lächeln auf mein Gesicht. Ich bin die Einzige, die lacht, alle anderen schauen betrübt drein.

Ich bin noch erschöpft von der Operation, und das Medikament findet schnell seinen Weg in meinen Körper. Und so spüre ich sofort, dass ich krank werde.

Eine Woche vor der Chemo musste ich noch über Doktor Veenstras Aussage lachen, dass er nicht sicher sei, ob ich gesund werde, nun wird dies plötzlich zu einer reellen Option. Ich habe es nicht selbst in der Hand, nur die Zukunft kann zeigen, ob ich die Krankheit hinter mir lassen und überleben kann. Eigentlich wollte ich weiter in die Schule gehen, aber nun wird mir klar, dass das vielleicht gar nicht möglich ist. Ich hatte einfach überhaupt keine Vorstellung, was eine Chemotherapie eigentlich genau mit sich bringt. Und das war auch gut so, denn sonst wäre ich weniger unbefangen an die Sache herangegangen. Ich hatte gedacht, dass ich meine Widerstandskraft mit Vitamin C stärken könnte und mit positivem Denken. Aber die Realität ist anders, völlig anders. In dem Moment, in dem die Chemo in meinen Körper eindringt, verschwindet mein Kampfgeist.

Die erste Chemo-Woche ist eine Zeit, in der sich nicht nur meine körperliche Kondition verändert, sondern vor allem auch mein Gefühl. In dieser Woche wird alles anders. Während ich vorher den festen Willen hatte, gegen die Krankheit zu kämpfen, sehe ich sie jetzt als einen Prozess, dem ich mich überlassen muss. In dieser Woche habe ich jegliche Kontrolle über meinen Körper verloren – *so* krank war er. Noch wenige Tage zuvor hatte ich das vollste Vertrauen, das alles gut werden würde, und nun dachte ich plötzlich sehr oft an den Tod. Ich war stark, aber ich war mir nicht mehr so sicher, dass ich meine Krankheit überleben würde. Das ganze Konzept des Kämpfens stellte sich bei näherem Hinsehen als unmöglich heraus. Wie sollte jemand für seine Genesung kämpfen können? Und was *ist* Kämpfen eigentlich? Ist es stark sein, oder eher schwach, ist es gesund werden wollen, oder sich einfach dem Moment überlassen? Und wie soll ich für mich kämpfen, wenn ich eigentlich den Dingen ihren Lauf lassen muss?

Die Chemotherapie entpuppt sich als wahrer K.-o.-Schlag. Ein kerngesunder, springlebendiger Körper mutiert im Handumdrehen zu einem kranken. In den Tagen danach werde ich noch kränker, noch elender und noch dünner. Jede Zelle meines Körpers scheint sich gegen die Chemo aufzubäumen. Jetzt müssen meine Eltern wieder für mich sorgen, beide Seiten müssen sich umgewöhnen. Die mentale Sorge ist nicht so schlimm, die ist sowieso immer da. Aber die körperliche Pflege führt zu eigentümlichen Situationen.

Mein Vater zieht die Vorhänge zu und stellt eine Wanne auf den Besucherstuhl, um mich zu waschen. Ich geniere mich. Mein Körper hat sich so verändert in den Jahren, die wir einander nicht nackt gesehen haben. Wie lange ist es überhaupt her, dass wir uns unbekleidet begegnet sind? Fünf Jahre? Vielleicht sogar länger. Ab wann kann ein Kind sich selber waschen? Ist es gar schon zehn Jahre her? Bei Mama zu Hause habe ich immer mit offener Tür geduscht. Wenn ich fertig war, ließ ich das Wasser an und rief einem meiner Brüder zu, dass ich fertig sei. Dann stieg dieser nackt in die Dusche. Oft habe ich mir dabei noch die Zähne geputzt. Das war ganz selbstverständlich für uns. Später musste ich immer lachen, wenn ich bei einer Freundin zu Hause war, und sie die Toilettentür abschloss, wenn sie pinkeln ging. So ging es bei uns zu Hause nie zu. Ich glaube, wir hatten nicht einmal ein Schloss an der Badezimmertür. Um meinen zwölften Geburtstag herum begann ich dann aber, bei Papa die Badezimmertür abzuschließen. Vielleicht weil ich dachte, dass sich das so gehört, vielleicht auch, weil ich mich selber noch an die Rundungen gewöhnen musste, die sich langsam an meinem Körper bildeten. Wie auch immer, es war jedenfalls lange her, dass Papa mich zum letzten Mal nackt gesehen hatte.

Ich wurde wieder zurückgeworfen in den Schoß meiner Eltern, wo ich doch eigentlich im Begriff war, auszufliegen. Meine Flügel waren schon gespreizt, meine Füße schon beinahe aus dem Nest. Aber es hat nicht sollen sein. So ist es nun also, und wir sind uns beide bewusst, wie unangenehm uns dieser Moment ist. Ich trete zurück vom Nestrand, zurück in die Mitte.

In der folgenden Woche kann ich nichts bei mir behalten. Irgendwann esse ich nur noch Joghurt, weil sich das angenehmer erbrechen lässt als Magensäure. Als Folge der Übelkeit nehme ich acht Kilo ab. Nach etwa fünf Tagen bin ich schon so schwach, dass ich nur noch schlafe. Die acht Kilo hätte ich noch gut gebrauchen können. Alles kostet Energie, und die habe ich nicht mehr. Alle Kraft, die ich hatte, ist verschwunden. Mein Körper ist kein weiches Kissen mehr, sondern ein harter Knochenkasten. Ich wiege noch ungefähr zweiundvierzig Kilo und mir ist immer kalt.

Fünf Tage nach der Chemo kommt am Abend eine Krankenschwester ins Zimmer. Meine Mutter sitzt bei mir. »Das geht so nicht weiter«, höre ich sie Mama zuflüstern.

»Nein, das weiß ich«, sage ich. »Gibt es die Möglichkeit einer zusätzlichen Ernährung? Ich habe überhaupt keine Energie mehr.« Zusammen fassen wir den Entschluss, dass Sondenkost das Beste ist.

»Geht das noch heute Abend? Es ist zwar schon spät, aber dann bekomme ich heute noch Nahrung und mein Körper wieder Energie. Je früher, desto besser«, sage ich tatkräftig. Obwohl ich mich sehr fürchte vor einem Schlauch in meiner Nase, wird es eine Erleichterung sein, meinem Körper wieder Nahrung zuführen zu können. All meine Muskelkraft ist dahin, ich fühle mich nur noch krank und schlapp. Die Krankenschwester berät sich mit dem Arzt und kommt später wieder. Im Bett werde ich ins Behandlungszimmer gefahren.

»Du darfst es auch selber machen«, sagt sie. Ich schüttle den Kopf und schließe die Augen. Die Sonde wird eingeführt, und es ist am Ende gar nicht so schlimm. Es verunstaltet mein Gesicht kaum, das ist auch ganz angenehm. Ich stelle fest, dass ich auch noch mit einem großen Schlauch in der Nase weiblich aussehen kann.

Nach ein paar Tagen gelingt es mir wieder, ohne Hilfe aufrecht zu sitzen und sogar einmal kurz aufzustehen. Obwohl ich nicht mehr so schwer bin, können mich meine Beine gerade so tragen, aber ich genieße es sehr, dass es überhaupt geht. Was für eine sonderbare Welt, in der ich mich schon darüber freue, dass ich stehen kann. Noch kurz vor der Chemo war das eine Selbstverständlichkeit. Meine Grenzen verschieben sich.

Heute ist »Prinsjesdag« und ich sehe mir die Thronrede der Königin zur Parlamentseröffnung im Fernsehen an. Es ist der erste Tag, an dem ich überhaupt wieder irgendwelche Reize, wie etwa einen Fernseher, ertragen kann. Mein Telefon meldet sich, ich habe eine Nachricht erhalten. Es ist Daan. »Juhu! *Lights will guide you home and I will try to fix you.* Kuss.« Die Nummer von Coldplay läuft von diesem Moment an ohne Unterlass, ob nun in meinem Kopf, auf dem iPod oder auf dem CD-Spieler.

Außer meinen Eltern verbringen auch meine Brüder neben ihrer Arbeit so viel Zeit wie möglich in der Klinik. Joep bringt mir einen riesigen Teddybären mit. Nach zehn Krankenhaustagen, davon drei Tagen Chemo, bin ich wieder kräftig genug, um nach Hause gehen zu können. Ich sehne mich nach meinem eigenen Bett, nach einer Dusche und nach einem leckeren Essen. Das Krankenhausessen kann ich wegen der ständigen Übelkeit nicht mehr sehen.

Aber als ich nach Hause komme, ist alles anders. Ich bin anders, und das verändert auch mein vertrautes Zuhause. Das Daheimsein konfrontiert mich mit allem, was ich nicht kann, mit der körperlichen Energie, die ich nicht mehr habe. Ich bin in dieser Zeit vor allem müde, und das ist eine große Umstellung. Ich hatte immer Energie für zehn. Jetzt schlafe ich viel und liege oft im Bett. Ich gehe kleine Stückchen und baue langsam meine Kraft wieder auf. Abends werde ich um halb acht von meinem starken Bruder die Treppe hochgetragen, weil ich selbst nicht in der Lage bin, sie hochzugehen. Trotzdem versuche ich, zu Hause die kleinen Dinge zu genießen, den »Luxus«, den ich im Krankenhaus nicht hatte.

Dass ich nach draußen kann. Oder immer länger aufbleiben und fernsehen kann.

Eines Morgens zieht Mama mich an und holt dafür eine Hose aus dem Schrank. Ich trage in dieser Zeit vor allem Röcke, weil die so schön lose sitzen, wenn ich im Bett liege. An diesem Tag ziehe ich zum ersten Mal seit langer Zeit wieder meine Lieblings-Karottenhose an, und als ich die Hände in die Taschen schiebe, finde ich dort eine Einkaufsliste. Eigentlich ist es eine völlig nichtssagende Liste, aber für mich hat sie eine große Bedeutung. Sie steht für die Zeit, dafür, wie sie sich verändert hat. Ich habe allerlei Dinge auf den Einkaufszettel geschrieben: Tomaten, Gurke, Suppenwürfel, Äpfel, Reis. Der Zettel steht für eine Zeit, in der ich einfach tun konnte, was ich wollte. Ich koche gern, und wenn ich ein leckeres Rezept entdeckt hatte, sprang ich oft spontan auf mein Fahrrad, um einzukaufen. So wird ein vergessener Einkaufszettel in meiner Hosentasche plötzlich zu einem Symbol für die Veränderung in meinem Leben.

Es ist unglaublich, wie flexibel der Geist sein kann. In der Woche der ersten Chemo bin ich zusehends verfallen. Aber die Tatsache, dass mein Körper so krank geworden war, nahm mein Geist nicht als Verfall wahr, obwohl es genau das war. Ich wurde sehr schnell zu einer »echten« Krebspatientin. Aber der Geist ist flexibel, und es kommt ihm dann plötzlich so vor, als wäre es nie anders gewesen. Als wäre ich nie gesund gewesen. Und wenn ich nicht mehr krank bin, wird es mir vorkommen, als wäre ich nie krank gewesen. Seltsam, aber so funktioniert der Geist – mein Geist.

»Mama, ich glaube, es ist gar nicht mehr so selbstverständlich für mich, dass ich das hier überlebe.« Ich liege auf meinem Bett, das im Wohnzimmer steht, seit ich wieder zu Hause bin. Mama steht neben mir, aber ich wage nicht, sie anzusehen. Es ist schwer für mich, dieses Gefühl in Worte zu fassen. »Ich dachte, es sei so einfach, wieder gesund zu werden, aber mir wird jetzt erst klar, dass ich wirklich sehr krank bin.«

Von diesem Moment an denke ich immer häufiger an den Tod.

Wieder kommt mir der Traum in den Sinn, den ich ein paar Monate zuvor geträumt habe. In diesem Traum mache ich einen Termin beim Friseur und bitte Dorien, mitzugehen. Heute rufe ich tatsächlich beim Friseur an. Und Dorien kommt mit.

Ein paar Tage nach meiner Entlassung aus dem Krankenhaus trägt Daan mich die Treppe zum Friseur hinauf. Mit meinem mageren Leib und meinen breiigen Beinen kann ich sie nicht mehr selber hochgehen. Meine Haare beginnen langsam auszufallen, daher ist es Zeit, sie mir kurz schneiden zu lassen. Ich habe mir eine schöne Frisur ausgesucht, ob ich nun mit meinen kurzen blonden Haaren frech, sexy oder sogar männlich aussehen will: Alles ist möglich. Dorien ist dabei, als ich mich auf den Friseurstuhl setze, um etwas Nettes aus meinen Haaren machen zu lassen. Kurze Zeit später fallen meine langen, inzwischen roten Locken zu Boden. Sie fallen und fallen, und mit ihnen fallen auch alle Vorurteile, die ich bezüglich einer Kurzhaarfrisur hatte. Ich hatte in den letzten Jahren feste Bilder darüber im Kopf, was Weiblichkeit ausmacht. Bilder, die geprägt waren durch die Medien, durch Freundinnen, und vor allem auch durch mich selbst. Bilder von langen blonden Haaren, von perfekten Körpern, ohne irgendwelche Narben und Unebenheiten. Ich hatte schreckliche Angst, mir die Haare abschneiden zu lassen. Meine halblangen Locken waren ein wichtiger Teil meines Aussehens, meiner Weiblichkeit. Und gleichzeitig weiß ich, dass das Abschneiden meiner Haare nur ein erster Schritt ist zu ihrem völligen Verlust, und dass ein kahler Kopf das typische Erkennungsmerkmal eines Krebspatienten ist. Ich kann nun wirklich nicht mehr leugnen, dass ich Krebs habe.

Wie sich herausstellt, sehen meine kurzen Haare unglaublich weiblich aus. Ich fühle mich wunderbar und wie befreit. Für den Moment ist das Problem gelöst.

Mein Haar ist kurz, aber meine Ruhe zu Hause wird brutal gestört, weil ich Fieber bekomme. Fieber ist eine häufige Komplikation bei einer Chemotherapie. Es kann gefährlich sein, weil der Körper kaum noch Abwehrkräfte hat, um Viren von außen zu bekämpfen. Mir ist heiß, und ich bin erschöpft.

Am späten Abend fahren Mama und ich nach Zwolle, um ein Kreiskrankenhaus in der Nähe meiner Eltern aufzusuchen. Papa wartet schon auf dem Parkplatz.

»Hallo, Liebes«, sagt er mit ernstem Blick.

»Hallo, Papa«, erwidere ich traurig. Wir wissen beide, dass dies der Anfang des Krankenhauslebens ist, das wir jetzt über längere Zeit führen werden. Sicher wird so etwas noch öfter passieren. Aber im Moment ist alles noch neu für uns. In der Notaufnahme, in der schon ein Kinderarzt auf uns wartet, werden wir schnell versorgt, und die Blutuntersuchungen zeigen tatsächlich deutlich, dass ich keine Abwehr habe. Am selben Abend beginne ich mit einer dreitägigen Antibiotika-Infusion, die über meinen Port verabreicht wird. Ich werde in einem tristen Zimmerchen untergebracht, in einem Krankenhaus, das im nächsten Jahr abgerissen werden soll. Der Boden ist kaputt, und die Toilette ist gelb verfärbt. Der Kontrast zu meinem Zuhause könnte nicht größer sein. Abends spät schaue ich fern und verspüre vielleicht sogar ein wenig Erleichterung, dass ich im Krankenhaus liege. Eigentlich war ich zu krank, um daheim zu sein.

Einen Tag nach der Notaufnahme bekomme ich das Buch *Beter* (Besser) des Langstreckenschwimmers Maarten van der Weijden in die Hand, in dem er seine Erfahrungen mit seiner Krebserkrankung schildert. Meine letzten Illusionen über Kämpfen und Gesundwerden verabschieden sich dadurch endgültig. Zwar hatte ich schon nach der ersten Chemo viele Illusionen verloren, aber dieses Buch nimmt sie mir endgültig. Selbst wenn ich alle meine Therapien gut überstehen sollte, kann es immer noch sein, dass ich trotzdem sterben muss … Ich hatte gedacht, dass ich Ja sage zum Leben, wenn ich Ja sage zur Chemo. Aber das stimmt überhaupt nicht. Auch nach der Entscheidung für eine Chemotherapie kann das Leben noch ganz anders verlaufen. Maarten beschreibt auf meisterliche Weise, was mir in diesem Moment alles durch den Kopf geht. Der Gedanke, dass so viele Menschen dasselbe erleben wie ich, hilft mir sehr.

Ein ganzes Kapitel in Maartens Buch handelt vom Positiven Denken, das mit Ausdrücken wie »Kämpfen« zur »Überwindung des Todes« arbeitet. Doch eigentlich ist es ganz schön seltsam, einem Menschen zu sagen, dass er für seine Genesung kämpfen kann. Damit sagt man schließlich auch – ohne es vielleicht wirklich so zu meinen –, dass jemand, der nicht gesund wird, nicht genug gekämpft hat. Indem man den Patienten zum Mitgestalter seines Genesungsprozesses macht, spricht man ihm auch eine gewisse Mitverantwortung zu. Hat dann also ein Mensch, der stirbt, nicht genug Verantwortung für seine Genesung übernommen? Und ist das Leben das Einzige, das man gewinnen kann, wenn man krank wird? Was ich meine, ist, dass man im Grunde nur in einer Hinsicht »gewinnen« kann – wenn man dieses Wort schon benutzen möchte –, nämlich dadurch, dass sich die eigene Persönlichkeit weiterentwickelt, dass man sich als Mensch weiterentwickelt. Kranksein ist immer ein Wachstumsprozess. Ob du nun stirbst oder nicht, ob deine Zeit schon gekommen ist oder nicht, die einzige Möglichkeit ist, daran zu wachsen.

4

»So shine on. Just shine on!
With your smile just as bright as the sun.«

James Blunt (Shine on)

Papa bringt selbst gemachte Pasta mit, als er ins Krankenhaus
kommt. »Ich habe gestern Abend Pasta mit extra Pfeffer gekocht,
extra für dich.« Er weiß, dass ich durch die Chemo nur noch
scharfe Gerichte schmecken kann, wenigstens ein bisschen.

»Habt ihr gestern Abend auch Pasta gegessen?«

»Nein, wir hatten Kartoffeln, ich hab das gestern Abend um
neun noch schnell gekocht.« Er wärmt die Pasta auf und setzt sich
neben mich, während ich das wunderbare Essen verputze.

»Schau mal, Papa.« Ich ziehe an meinen Haaren und halte ein
Büschel in meinen Händen. Papa rümpft die Nase. »Hör auf damit«, sagt er.

»Es geht ganz schön schnell«, sage ich und ziehe noch ein paar
Haarbüschel heraus, »ich frage mich, wann ich ganz kahl bin.«

Als ich nach vier Tagen Antibiotika-Infusion in Zwolle wieder nach Hause darf, fallen mir die Haare schnell aus. Oft ziehe
ich daran, aber sie fallen auch ganz von alleine aus. Wenn ich in
den Spiegel schaue und meinen ausgedünnten »Haarwald« sehe,

fühle ich mich gar nicht schön. Trotzdem nehme ich mir vor, mich immer noch sexy zu fühlen. Darum will ich auch keine Perücke: Bald werde ich eine Glatze haben, und jeder, ich selbst eingeschlossen, muss mich nehmen, wie ich bin: mit Glatze eben. Ich habe das Gefühl, dass ich mich auch weiterhin als Frau empfinden werde, weil ich nun mal eine Frau bin. Es ist etwas, das ich in mir trage, und ich merke, dass es nichts damit zu tun hat, ob man nun Haare hat oder nicht.

Trotzdem ist es ein schrecklicher Moment, als mein Haar geschoren wird. Es ist genau wie in dem Film *Love Life – Liebe trifft Leben*. Die Szene, in der das Haar fällt, hat etwas radikal Ehrliches. Genauso empfinde ich das auch bei mir. Mit dem kahlen Kopf strahle ich gleichzeitig Verletzlichkeit und Stärke aus, und das berührt andere Menschen eben. Vor zwei Wochen saß ich noch brav in der Schule, und jetzt sitze ich mit einem Rasierapparat im Garten und schere mir die Haare ab. Ich tue es, obwohl ich noch ziemlich viel Haar habe, weil ich nicht mehr mit ansehen will, wie sie ausfallen. Das macht mich so unsicher, so verwundbar. Daan hilft mir bei meinem Vorhaben, und so fallen – Büschel um Büschel – die Reste meiner sowieso schon kurz gewordenen Locken zu Boden. Ich muss die ganze Zeit über weinen. Im Fenster sehe ich wie in einem Spiegel, wie Daan mir den Kopf schert und mir gleichzeitig die Tränen übers Gesicht laufen. Auch meine alten Vorstellungen von Weiblichkeit fallen mit den Haaren zu Boden. Ich fühle mich mehr denn je als Frau. Es sind nicht mehr die Haare, die mich ausmachen, sondern etwas ganz anderes.

Nach getaner Arbeit gehe ich vorsichtig zum Spiegel im Flur. Ich sehe hinein und muss sofort wieder weinen. Es ist das Einzige, was ich tun kann, weil ich keine spezielle Emotion dafür habe. Was ich sehe, ist ein haarloser Kopf mit ein paar letzten Stoppeln darauf. Dann senkt sich mein Blick im Spiegel nach unten, und da ist auf Höhe meiner Brust eine Narbe und eine große, hervorstehende »Euromünze«: mein Portkatheter, das Kästchen, durch das ich meine Chemo bekomme. In diesem einen Spiegelbild sind alle bisherigen Beschädigungen meines Körpers zu sehen. Nach kaum zwei Wochen ist mein Körper zu dem einer Fremden geworden. Plötzlich erkenne ich ihn kaum wieder, wo er doch vor Kurzem noch so ein schönes neues Haus gewesen ist. In Tränen aufgelöst stehe ich da. Auf der Suche nach mir selbst in meinem eigenen Spiegelbild. Zum ersten Mal fühle ich mich wirklich als Krebspatientin.

Daan stellt sich neben mich. »Du bist so schön«, flüstert er.

Als später an diesem Tag Jim zu Besuch kommt, zieht er mich hoch, bis unsere Köpfe auf gleicher Höhe sind.

»Mensch, du bist sowas von sexy, Schwesterherz«, sagt er und gibt mir einen Kuss.

In den darauffolgenden Tagen erschrecke ich jedes Mal, wenn ich in den Spiegel schaue, weil das Bild noch nicht so ganz zu mir gehört. Ich gewöhne mich nur langsam daran, aber nach und nach geht es. Mein Spiegelbild sieht plötzlich so krank aus. Die Beschriftung des Etiketts in meinem Kopf ist nun komplett: Chemo, kahl, krank, Krebs. Alles, woran man erkennt, dass jemand Krebs hat, alles, wovon ich glaubte, dass es in Filmen übertrieben dargestellt wird, ist in Wirklichkeit genau so: Ich bin bleich und kahlköpfig.

Dorien kommt etwa zweimal in der Woche vorbei, wenn sie in der Schule eine Freistunde hat. Heute ist so ein Tag. Ich habe sie noch nicht gesehen, seit ich kahl bin. Weil ich zu Hause bin, trage ich keine Mütze. Wir umarmen uns und setzen uns aufs Sofa.

»Was meinst du, wie sehe ich aus?«, frage ich.

»Man muss sich erst daran gewöhnen, dass du keine Haare hast, aber du strahlst richtig«, sagt Dorien.

In der Poliklinik machen Geschichten die Runde, dass die Haare oft eine ganz andere Farbe haben, wenn sie nach einer Chemotherapie wieder wachsen. Es scheint sogar vorzukommen, dass jemand mit schwarzen Locken nachher schnurgerades blondes Haar bekommt. Darum sind natürlich alle meine Altersgefährten, die ich in der Klinik treffe, sehr gespannt, wie es bei ihnen sein wird.

»Ich hoffe, dass ich später so schöne Haare wie du haben werde«, sage ich mit einem Blick auf Doriens wunderschöne rote Locken.

Wenn wir nicht bei mir zu Hause Computerspiele machen oder auf dem Bett liegen, Chips essen und einen Film ansehen, schickt sie mir Mails. Sie berichtet mir aus ihrer Welt – der Welt da draußen, an der ich nun keinen Anteil mehr habe, in die sie mich jedoch mit ihren Worten mitnimmt. Dorien wird später mal Schriftstellerin, das ist eines der wenigen Dinge, die ich momentan sicher weiß. Sie schreibt über die langweiligen Dinge in ihrem Leben, zum Beispiel über die Schule, aber auch über das Gesundwerden und Gesundheit an sich, oder sie berichtet mir über Einsichten, die sie in ihrem Leben gewonnen hat, oder darüber, wie sie mit einem Lied im Kopf nach Hause radelte, über Hoffnung und Verzweiflung, über Liebe und Freundschaft. In einer ihrer Mails schreibt sie: »Weißt du, ich vermisse dich in der Schule! Aber es macht mir nichts aus: Es ist tausendmal wichtiger, dass es dir bald wieder besser geht! Ich denke jedenfalls an dich in meinen einsamen Sozialkundestunden. Und auch in Geschichte, wenn ich mich an meiner eigenen stillen Anwesenheit erfreue. Oder in Kunst, wo ich ganz allein beim Töpfern sitze. Na, tue ich dir schon leid?«

Ich schreibe ihr zurück, berichte über die Erfahrungen, die ich in der Stille mache, in der mein Körper sich jetzt bewegt. Ich schreibe ihr, wie lieb ich sie habe und wie viel sie mir bedeutet, denn das tut sie wirklich. Ich schreibe ihr, wie sehr ich mir wünsche, gesund zu werden, aber dass ich nicht weiß, ob es mir bestimmt ist. Hat denn jeder ein Recht auf Genesung? Ich danke ihr für die Geschichten aus der Schule, so entfremde ich mich nicht völlig von meiner Klasse, weil ich nun schon ein paar Monate nicht mehr da gewesen bin. Es ist mir nicht möglich, in die Schule zu gehen, auch wenn ich Lust dazu hätte. Im Moment ist der Gang zur Toilette – drei Meter von meinem Bett entfernt – schon eine Aufgabe, daher werde ich in der nächsten Zeit noch zu Hause bleiben müssen. Kranksein ist auch eine Art Studium, denke ich, während ich nach dem Toilettenbesuch erschöpft wieder auf mein Bett niedersinke.

5

**»Now the night feels like forever. But soon
the sun will come around. Make your heart
a little lighter. Darling lay your burden down.«**

Jon Allen (Lay your burden down)

Neue Runde, neues Glück.

Auf dem Krankenhausgelände gibt es zwei große »Straßen«,
an denen alle Polikliniken liegen. Die Kinderonkologie liegt ganz
am Ende einer dieser langen Straßen. Das erste Mal, als wir nach
Groningen mussten, hatte Doktor Ten Berge uns gesagt, dass unsere Klinik am Poortweg liege. Inzwischen finden wir sie blind,
aber leider machen meine Beine nicht immer mit. Die zweite Chemotherapie naht, und ich habe schreckliche Angst davor.
Vom Auto zur Kinderonkologie muss man ein gutes Stück laufen.
Man sieht daher oft, dass Kinder von ihren Eltern im Rollstuhl
hingeschoben werden. Mit Mama habe ich aber ausgemacht, dass
ich bei jeder neuen Therapie selber zur Klinik laufen will. In der
letzten Woche habe ich schon ein paar ganz kleine Spaziergänge
im Freien gemacht, und das Training hat Früchte getragen: Ich
schaffe es, selbst zu gehen, wenn auch gestützt von meiner Mutter. Es ist unser ganz persönlicher Versuch, positiv zu bleiben und

dem Tag, vor dem ich mich so fürchte, seinen Schrecken zu nehmen.

Diesmal komme ich als ein anderer Mensch in die Klinik, weil ich inzwischen eine Glatze habe und mich gut orientieren kann. Auch sehe ich viele bekannte Gesichter, und es ist alles nicht mehr so ungewohnt. In der Klinik wird mein Port angestochen. Direkt nachdem ich mit Doktor Veenstra gesprochen habe, kann ich mit der zweiten Chemo beginnen.

»Wie geht es dir?«, fragt Doktor Veenstra, als wir im Behandlungszimmer sitzen.

»Gut. Ich fühle mich wieder fit und kann mit der nächsten Runde beginnen.«

»Und wenn ich dich frage, ob es dir genauso gut geht wie vor der ersten Therapie, was sagst du dann?« Ich schaue ihn überrascht an. Es geht mir den Umständen entsprechend gut, aber ich gehe seit drei Wochen um acht Uhr ins Bett und habe sehr wenig Energie.

»Nein, dann würde ich sagen, es geht mir nicht so gut. Aber im Vergleich dazu, wie ich mich während der ersten Therapie gefühlt habe, geht es mir jetzt ausgezeichnet.«

»Du siehst gut aus.«

Das haben mir schon mehrere Leute gesagt. Die Sonne hat mein Gesicht in ein Sommersprossenparadies verzaubert. Und wie seltsam das auch klingen mag, eine Glatze steht mir sehr gut. Ich habe einen schönen Kopf, auf dem ich jetzt immer eine weiße Strickmütze trage. Auch für die Mütze bekomme ich viele Komplimente.

Nach einer ganzen Reihe Kontrolluntersuchungen kann die zweite Therapie beginnen. Ich nehme mein Köfferchen und begebe mich auf die Station der Kinderonkologie. Diesmal bekomme ich ein Einzelzimmer. So bin ich nicht so vielen Reizen wie etwa laufenden Fernsehern ausgesetzt, sondern kann einfach liegen und existieren.

Eine Stunde nachdem man mich an meine neue Chemo angeschlossen hat, bekomme ich eine SMS von Dorien. »Kann ich in Groningen vorbeikommen?« Ich seufze. Meine Freundinnen möchten gern bei allen Episoden dieser Phase meines Lebens dabei sein.

Ich rufe sie an und sage nach einer kurzen Begrüßung: »Das möchte ich lieber nicht. Schon auf die Toilette zu gehen, ist eine körperliche Herausforderung für mich, ich bin dann völlig fertig. So ist das einfach, wir sehen uns lieber, wenn ich wieder zu Hause bin.«

»Aber ich möchte bei dir sein, es macht mir nichts aus, wenn du dich übergeben musst«, gibt sie zurück.

»Das weiß ich, aber ich habe einfach keine Lust, jemanden zu sehen.«

In Groningen durchlebe ich meine Tage zusammen mit meinem Infusionsständer, meinen Eltern und meinen Brüdern.

Nach drei Tagen kann ich nach Hause. Ich bin wieder genauso krank wie vor ein paar Wochen. Daan trägt mich wieder um halb acht Uhr abends hoch und steckt das bisschen, was von mir über ist, ins Bett.

Nachts wache ich auf. Mir ist schlecht, und noch während ich das denke, kommt es mir auch schon hoch. Ich hänge mich über den rechten Bettrand und übergebe mich auf den Boden.

Meine Zimmertür geht auf. Daan steht im Türrahmen. Ohne ein Wort zu sagen, setzt er sich neben mich auf den Bettrand und streichelt mir den Rücken, während ich noch immer über dem Bettrand hänge. Es ist nun fast alles draußen. Daan steht auf und geht leise nach unten. Als ich wieder auf dem Rücken liege, kommt er mit einem Tuch und einem Eimer Wasser herein. Schweigend, voller Liebe, wischt er das Erbrochene auf. Dann geht er aus dem Zimmer. Kurz darauf ist er wieder da und setzt sich neben mich aufs Bett.

»Tut mir leid, ich wollte nicht auf den Boden kotzen«, sage ich. »Schscht!«, macht er, küsst mich dann auf den Kopf und flüstert: »Schlaf gut, Schönste.«

Am Morgen steht Mama neben meinem Bett. Sie fragt, was ich essen möchte. Als ich in Groningen war, hat sie einen kleinen Vorrat an Leckereien angelegt. Mangels Appetit und Geschmackssinn weiß ich nicht, was ich wählen soll, und entscheide mich schließlich für einen Zwieback mit einem Glas Biomilch. Sie bringt alles und isst mit mir zusammen einen Zwieback. Trotz der Hektik in dieser Zeit bauen wir immer wieder Momente der Ruhe ein. Schon früher haben Mama und ich immer gemeinsam gefrühstückt. Wenn meine Brüder bereits in der Schule waren, weil sie mit dem Fahrrad in die Stadt fahren mussten, haben wir regelmäßig zusammen den Tag begonnen. Meistens aßen wir einfach einen Zwieback mit Schokostreuseln, aber als ich dann älter wurde, kümmerte ich mich mehr um mein Essen. Zu einem Frühstück gehörten dann zum Beispiel gekochtes Quinoa in Fruchtsaft, gebackene Banane, Frühstücksgetreide mit Sojamilch, mit Quark statt mit Milch angerührte Pfannkuchen, arme Ritter oder ein Fruchtshake. Wenn ich gute Laune hatte, brachte ich das Frühstück hoch an Mamas Bett, damit sie noch liegen bleiben konnte. Sie war Leiterin eines Pflegeheims und arbeitete oft bis spät am Abend. Ansonsten aßen wir unten am Tisch. Jetzt ist es Mama, die mich mit Frühstück im Bett verwöhnt. Nach dem letzten Bissen Zwieback hilft sie mir hoch. Sie stellt die Dusche an, während ich mich im Sitzen ausziehe. Das warme Wasser, das kurze Zeit später über meine Haut läuft, fühlt sich wie das wunderbarste Nass auf der Welt an. Ich darf nicht duschen, wenn ich eine Infusion bekomme, daher habe ich mich im Krankenhaus immer mit Wasser aus einer Wanne gewaschen. Jetzt genügt ein wenig fließend Wasser, um einen neuen und lebendigeren Menschen aus mir zu machen. Ich muss über meine eigene Vergesslichkeit lachen, als ich mir Shampoo ins Haar tun will. Kurz hatte ich vergessen, dass da gar keine Haare mehr auf meinem Kopf sind. Als ich fertig bin mit Duschen, liegt mein Kleid für den Tag schon auf dem Stuhl neben dem Badezimmer bereit.

Am nächsten Tag bringt Joep mich abends ins Bett. Ich habe meinen Schlafanzug schon an. Er muss mich nur nach oben tragen. Joep geht bewusst zu mir und meiner Krankheit auf Distanz, weil er schon bald nach Afghanistan muss. Er küsst mich kurz auf den Kopf. Ich sehe, wie seine Augen sich weiten, als er mich hochhebt.

»Oh Mann, Laura, du wiegst ja rein gar nichts. Warum bekommst du keine Sondennahrung?« Seine Stimme klingt gebrochen, als er das fragt.

»Ich will nicht immer so einen Schlauch in der Nase haben«, versuche ich mich zu verteidigen. Er trägt mich nach oben und legt mich aufs Bett. Dort streichelt er mir über den Kopf und geht dann schnell wieder hinunter.

Ich bin drei Tage zu Hause. Dann werde ich wieder mit Fieber in Zwolle aufgenommen. Mein Geschmackssinn ist seit der Chemo immer noch eine Katastrophe. Ich schmiere auf alles, was ich esse, extrem scharfes Sambal, um wenigstens ein bisschen von meinem Essen zu schmecken. Meine Eltern kommen mich abwechselnd in Zwolle besuchen und versuchen, so viele Köstlichkeiten wie möglich mitzubringen: Törtchen, scharfe Sachen, Chips und Kekse. Alles, was viele Kalorien (und vor allem viel Fett) enthält, ist gut für mich.

Doch ist meine Ernährungsberaterin nicht sehr glücklich, als sie nach dem fünften Tag mein Gewicht kontrollieren kommt. »Meinst du, dass du wirklich genug essen kannst, um den Gewichtsverlust wieder aufzuholen?«, fragt sie. »Wir haben auch Kalorien-Shakes, die du trinken kannst.«

Ich verziehe angeekelt das Gesicht. Die Shakes mögen zwar gesund sein, weil sie für Kalorien sorgen, aber der Geschmack ist für so einen Chemo-Mund wie den meinen nicht geeignet.

»Ansonsten wirst du doch wieder Sondenkost in Erwägung ziehen müssen.«

»Ich esse einfach eine Packung Pringles extra«, sage ich bestimmt.

Wir schauen uns die Kalorientabelle an. So ein Shake entspricht einer ganzen Packung Pringles. Das passt ja wunderbar. Ich habe keine Lust auf einen Schlauch in der Nase.

Als Papa nach der Arbeit ins Krankenhaus kommt, um den Abend bei mir zu verbringen, findet er unter dem Deckel auf meinem Teller einen großen Hähnchenschenkel.

»Bekommst du das hier zu essen?«

»Ja, eklig, was? Kannst du den Deckel wieder draufmachen? Ich will es nicht riechen.«

»Das verstehe ich. Dass die sich trauen, auf der Kinderstation so etwas auszugeben.« Er nimmt sich eine Fritte, die neben dem Hähnchen liegt, und schaut sie angewidert an. »Die ist ja total schlapp.« Dann geht er in die Küche für die Eltern und macht mir einen leckeren Toast mit viel Sambal und Käse.

Am späten Samstagabend liege ich allein in meinem Zimmer. Papa und Mama sind zwar fast immer da, aber abends schlafe ich alleine ein, und morgens wache ich alleine auf. Während des Aufwachens finde ich meine innere Ruhe. Und auch das Alleinsein in der Nacht schenkt mir besondere Momente. Manchmal sehe ich fern, oder ich versuche einfach, zu mir zu kommen. Ich habe mich warm zugedeckt und eine Wollmütze aufgesetzt. Eine Glatze ist kälter, als man denkt, und außerdem zieht es schrecklich in meinem Zimmer. Von meinem Bett aus schaue ich durch das Fenster nach draußen. Das Krankenhaus ist wirklich dringend renovierungsbedürftig. Vielleicht fällt es mir auch nur auf, weil es der einzige Raum ist, in dem ich mich die letzten acht Tage aufgehalten habe. Ich darf ihn nicht verlassen, weil noch andere kranke Kinder auf der Station liegen. Wegen meiner Abwehrkräfte, oder besser gesagt wegen der nicht vorhandenen Abwehrkräfte, darf ich keinen Kontakt mit ihnen haben. Die Tatsache, dass es Samstagabend ist, macht mich ein bisschen wehmütig. Am Samstagabend war ich immer bei meinem Vater, und wir saßen vor der Glotze und aßen Chips. Oder wenn ich doch mal bei meiner Mutter war, spielten wir meistens Spiele. Jetzt liege ich ganz allein in meinem Krankenhausbett. Chips und Fernsehen habe ich hier zwar auch, aber die Liebe und Gemütlichkeit von zu Hause fehlt. Glücklicherweise kann ich gut allein sein, ja, ich brauche es sogar unbedingt, um zu überleben. Die Abende und Nächte im Krankenhaus sind lang, und ich bin zwar allein, aber doch nicht einsam. Ich kann diese Ruhemomente intensiv genießen. Das Alleinsein schenkt mir neue Erkenntnisse und gibt mir die Chance, mich dem neuen Tag gut stellen zu können. Und es schafft – vielleicht paradoxerweise – auch eine Art Verbindung mit der Welt um mich herum. Ich kann in solchen Momenten den Tag verarbeiten und nehme den Stress und den Druck während meiner Behandlungen nicht mehr so wahr.

Ich schalte den Fernseher an. Es läuft die Samstagabend-Show des Komikers Paul de Leeuw. Nach ein paar Witzen, mit denen er es schafft, selbst mich aufzumuntern, kündigt er ein Lied an. Klaviermusik setzt ein. »Ik wil vandaag de lucht versieren en haar kleuren geven. Die net zo mooi zijn, zoals jij. En ik roep de regen en de zonnenstralen en ik fluister dat ik zonder ...« [Ich möchte die Luft heute schmücken und ihr Farben geben, die so schön sind wie du. Und ich rufe den Regen und die Sonnenstrahlen und ich flüstere, dass ich ohne ...]

Tränen strömen mir über die Wangen. Hoffentlich schauen sich meine Eltern auch gerade Paul de Leeuw an.

»Du bist der Grund. Dein wunderschönes Wesen, ich spüre dein Herz tief in mir, dein Herz ist so nah bei mir«, singt er.

Ich spüre die Nähe zu meinem Vater und meiner Mutter. In diesem Lied ist alles enthalten. Ich bin für meine Eltern das »Du«, aber sie sind es auch für mich. Unsere Verbundenheit berührt mich tief. Denn obwohl ich wirklich finde, dass sich meine Eltern ruhig mehr Zeit für sich nehmen dürften, durchschauen sie mich haargenau. Sie spüren, dass ich es ihretwegen sage und nicht meinetwegen.

Nach zehn langen Tagen in Zwolle darf ich endlich wieder nach Hause. Das Fieber ist diesmal weniger schnell gesunken, und weil der Hämoglobingehalt in meinem Blut so niedrig war, habe ich auch eine Bluttransfusion bekommen. Sie bewirkt, dass ich mich viel besser fühle. So kann ich diese »gesunde« Zeit noch genießen, obwohl schon in wenigen Tagen die dritte Therapie beginnt.

6

»Get the feeling that something surrounds you.
Give it all up and watch it fly. Speak soft,
dear and let it wash over you.«

Laura Jansen (Perfect)

Ich nehme alle meine Kräfte zusammen, um zu Fuß durch das
Krankenhausareal zum Poliklinikum zu laufen. Heute beginnt
die dritte Chemo. Mein Schritt ist selbstsicher, als ich das Krankenhaus betrete. Ich habe zwar keine Lust auf die kommenden
Tage, aber die Bluttransfusion vor einer Woche hat meinen Körper gestärkt und auch meinen Geist klarer gemacht.

Am Sonntag, dem letzten Chemo-Tag, kommt mein Lieb-
lingspfleger zu mir.

»Wenn du zwei Gläser Wasser trinkst, darfst du eine Stunde
früher nach Hause.« Am letzten Krankenhaustag versucht man
jedes Mal, mir viel Flüssigkeit zuzuführen, damit die Chemo
nicht zu lange im Körper bleibt. Ich schaue ihn zweifelnd an.

»Zwei Gläser? Ich werd's versuchen, ich will hier so schnell
wie möglich weg.« Eine halbe Stunde später gelingt es mir nur
mit Mühe, ein paar Schluck aus dem ersten Glas im Magen zu
behalten. Nach jedem Schluck beiße ich die Zähne zusammen

und lege mich kurz hin. Es dauert ungefähr zwei Stunden, bevor ich auf die Klingel drücken und dem Pfleger stolz berichten kann, dass ich es geschafft habe. Ich darf eine Stunde früher nach Hause.

Als ich dort ankomme, ist Jim auch da. Ich strahle, als ich ihn sehe. Jim hat eine CD von Coldplay eingelegt. Als ich hereinkomme, läuft gerade »Fix You«. Ich lege mich im Erdgeschoss auf mein Bett vor dem Fenster, und er gibt mir einen Begrüßungskuss. Es sind Glücksmomente, die ich nie vergessen werde. Für jemand anderen ist das vielleicht etwas ganz Normales, für jemanden wie mich, für jemanden, der krank ist, ist es ein Lotteriegewinn.

Dorien kommt mich besuchen. Wir legen uns zu zweit aufs Bett, über dem meine Mutperlenkette hängt. Jede Perle steht für eine Behandlung. Ich habe also für jede OP, jede Blutabnahme, jede Transfusion und jede Notaufnahme eine Perle bekommen. Auf der Station laufen Kinder mit ganzen Perlenboas um den Hals herum, so viele haben sie schon gesammelt. Bei meiner ersten Chemo durfte ich mir aussuchen, ob ich auch mit so einer Kette anfangen wollte. Ich zweifelte erst, weil ich dachte, dass das eigentlich eher etwas für kleinere Kinder sei, beschloss dann aber, es doch zu tun. Es ist irgendwie schön, an der Kette zu sehen, was alles schon passiert ist. Außerdem ist es ein dankbares Thema bei Gesprächen mit den anderen Kindern auf der Station.

»Zeig mir mal deine neuen Perlen«, sagt Dorien. Weil ich gerade erst aus Groningen nach Hause gekommen bin, ist meine Kette wieder deutlich länger geworden. Ich hatte Perlen für die Chemo bekommen und außerdem auch für die Zeit in Zwolle.

»Notaufnahme, Blutabnahme, Port anstechen, Bluttransfusion …« Ich zähle die Perlen eine nach der anderen ab. Die Kette ist wirklich schon ganz schön lang geworden.

Diesmal tritt das, womit wir eigentlich schon gerechnet hatten, dann doch nicht ein: Ich bekomme kein Fieber und kann zu

Hause bleiben, um mich zu erholen. Je nachdem, was die Computertomografie in ein paar Wochen ergibt, werde ich noch eine vierte Chemo bekommen oder sofort operiert. Aber ich will mich erst auf die Dinge konzentrieren, die im Moment Priorität haben: Im November wird Joep vom Verteidigungsministerium nach Afghanistan geschickt. »Kämpfen« ist daher nicht nur in meinem Kopf angesagt: Joep macht sich auf den Weg, um Frieden in die Kriegsgebiete in Afghanistan zu bringen. Nach der Bluttransfusion, die ich auch nach der dritten Chemo wieder bekommen habe, bin ich kräftig genug, um abends mit ihm essen zu gehen, und so können wir schon mal ein wenig Abschied nehmen.

Eine Woche später müssen Joep und ich uns am Abend vor seiner Abreise dann endgültig voneinander verabschieden. Wir sind beide kahl wie die Kohlrüben. Er, weil das so üblich ist in der Armee, ich wegen der Medikamente. Wir fotografieren gegenseitig unsere zwei schönen Köpfe. Da gehst du also weg, in ein fernes Land, ins Kriegsgebiet, die Schwester daheim an der Chemo, denke ich, als er mich küsst. Wir befinden uns jetzt beide sozusagen im Überlebensmodus. Wir sind beide mit einer lebensbedrohlichen Situation konfrontiert. Es fällt mir schwer, ihn gehen zu lassen. Und auch für ihn ist es eine schwierige Situation, glaube ich, weil sich in diesem Moment alles um mich zu drehen scheint.

»Sie, wir sehen uns in ein paar Monaten. Es wird alles gut werden, für uns beide.« »Sie« ist ein Kosename, den meine Brüder sich für mich ausgedacht haben, als ich noch klein war. Wahrscheinlich ist es eine Verballhornung des englischen »She«, aber das weiß eigentlich niemand mehr so genau. Joep spricht es so aus, wie ich es liebe.

Er schenkt mir zum Abschied einen Teddybär mit einem kleineren Bärchen in den Armen. »Das sind wir beide, Sie! Halt die Ohren steif!« Joep ist unser ewiger Optimist. Mir kommen die

Tränen, und ich wünschte, dass dieser Moment niemals zu Ende ginge.

Am Tag nach dem Abschied von Joep wird eine CT gemacht, um zu schauen, ob der Tumor durch die Chemo geschrumpft ist. Wenn das der Fall ist, soll es vor der Operation noch einen vierten Durchgang geben. Wenn nicht, will man sofort operieren.

Das Resultat der CT kommt schnell und macht mich sehr traurig: Der Tumor ist nicht geschrumpft. Die alles vernichtende Chemo hat die große Männerfaust, die an meinen Rippen fest-sitzt, nicht schrumpfen lassen.

Es dauert furchtbar lang, bis ein Termin für meine große Opera-tion festgesetzt wird. Die folgenden Wochen stehen im Zeichen des Wartens. In dieser Zeit fühle ich mich langsam, aber stetig et-was besser; die letzte Chemo liegt immer weiter hinter mir. Ande-rerseits ist es sehr beängstigend, so lange im Ungewissen schweben zu müssen. Das Krankenhaus ist ein wirklich gutes Training im Warten, aber diese Lektion im Loslassen finde ich ziemlich schwer. Lieber weiß ich, woran ich bin. Es ist mir egal, wie das Szenario dann genau aussieht. Andererseits hat man, wenn man viel Zeit zur Verfügung hat, auch viel Zeit zum Nachdenken. Ich grübele nicht, ich denke nur nach. Wo stehe ich genau in diesem Prozess? Es ist also auch eine sehr besondere und wertvolle Zeit für mich.

Dann kommt der erlösende Anruf. Ich bin unheimlich froh, dass ich endlich weiß, woran ich bin. Was man genau machen wird, ist mir gar nicht mehr so wichtig, ich bin einfach erleich-tert, endlich zu erfahren, wann die Operation stattfinden wird. Am 3. Dezember, einen Monat nach der CT, die gezeigt hat, dass der Tumor durch die Chemos nicht geschrumpft ist, werde ich operiert.

Am Morgen der Operation bin ich sehr gespannt, was da auf mich zukommt. Morgens um halb acht klingelt schon das Telefon.

»Hey, Siesam«, höre ich, als ich rangehe. Es ist Joep, der aus Afghanistan anruft. Wie er es doch immer hinkriegt, sich genau im richtigen Moment zu melden, um mich wissen zu lassen, dass er da ist.

»Hey, Bruder«, sage ich, während die Tränen über meine Wangen laufen.

»Es wird alles gut, du wirst sehen, und wir sprechen uns bald wieder.« Kurz danach hängt er auf. Ein Lächeln ist auf meinem Gesicht erschienen. Mir fallen all die Gelegenheiten ein, in denen er das zu mir gesagt hat, und wie er in allen Lebenslagen immer optimistisch blieb. Früher konnte ich mit allen meinen Problemen zu ihm kommen, mit den Dingen, die man eben für Probleme hält, wenn man zehn Jahre alt und überzeugt ist, dass der große Bruder sie lösen kann. Das Schöne an diesen Problemen war, dass mein großer Bruder sie wirklich lösen konnte, einfach nur indem er sagte, dass alles gut wird. Aber diesmal kann er das nicht. Ich bin zu groß geworden, und meine Probleme auch.

Die Operation verläuft gut, und ich wache einen halben Tag später auf der Intensivstation auf. Der Tumor, der aus einer Rippe gewachsen war, hatte auch die zwei nächstgelegenen Rippen erfasst, und daher mussten nun drei Rippen entfernt werden. An ihrer Stelle wird eine Art Gaze eingesetzt, die nach einigen Monaten durch mein eigenes Gewebe so verstärkt werden soll, dass sie meinem Brustkasten und den Lungen Stabilität verleiht. An meine Lungen werden Drainagen angebracht, um die Operationsflüssigkeit abzuführen. Nach der OP habe ich vom ersten Tag an große Schmerzen.

Am 5. Dezember werde ich wieder auf die normale Station verlegt, und am späten Nachmittag kommen der Nikolaus und sein Helfer, der Zwarte Piet, vorbei. Papa sitzt an meinem Bett. Ich liege ausgestreckt da und habe immer noch einen Sauerstoffschlauch in der Nase. Auch der Nikolaus kann mich nicht aufmuntern. Papa macht ein Foto, als der Nikolaus mir ein kleines Geschenk überreicht.

Noch vor der Operation hatten wir ein ausführliches Gespräch mit dem Chirurgen. Er sagte uns, dass es darum gehe, den Tumor zu entfernen, ohne Rücksicht auf Verluste. Oder besser gesagt: ohne Rücksicht auf meine Brust, ohne Rücksicht auf meinen schönen Körper. Die Narbe würde groß und hässlich sein. Natürlich hatte ich keine wunderhübsche Narbe erwartet, aber es ist doch ein Schock. Schon bald werden meine Brüste nicht mehr gleich groß sein, und das tut weh. Eine halbe Brust ist zwar nicht lebensgefährlich und immer noch besser als eine, die hervorsteht, weil der Tumor immer sichtbarer wird. Aber sie ist immerhin *meine* Brust. Der körperliche Beweis dafür, dass ich eindeutig eine Frau bin. Oder sie ist jedenfalls ein Teil meines Körpers, von dem ich finde, dass er mich weiblich macht. Vor vier Monaten dachte ich noch, es könne mir nichts Schlimmeres passieren als der Verlust meiner blonden Locken. Doch es zeigt sich, dass das gar nicht so schlimm ist. Ich bin immer noch schön und immer noch eine Frau. Aber meine Brust …

Eine Woche nach der OP ist der Moment gekommen, in den Spiegel zu schauen. Außerdem will ich mich mit fließendem Wasser waschen anstatt mit einer Waschschüssel. Darum gehe ich zusammen mit Mama ins Badezimmer der Station.

Ich erschrecke fürchterlich, als ich meine Narbe sehe. Es sieht aus, als hätte man mir einen Tennisball aus der Brust geschnitten. Es ist wirklich ein grässlicher Anblick, meine Brust ist zur Hälfte entfernt worden und an der Stelle klafft ein riesiges Loch. Ich fühle mich in meiner Weiblichkeit tief beschädigt. Von meinem Busen ist nicht mehr viel übrig, vielleicht noch ein kleiner Cup A. Was ich im Spiegel sehe, ist ein Glatzkopf und ein bleiches Gesicht, darunter hervorstechende Schlüsselbeine, dann ein münzenähnliches Gebilde, mein Port, der auffällig hervorsteht und mit einem

Infusionsschlauch verbunden ist. Etwas weiter links ist dann das riesige Loch zu sehen, dass mit Klammern versehen ist, und daneben eine halbe Brust. Unter dem großen Loch befinden sich zwei Schläuche, die subkutan zu meinen Lungen verlaufen, um die Flüssigkeit abzuführen. Wieder etwas weiter unten entdecke ich meine Rippen, die ich mit Leichtigkeit zählen kann. Wenigstens sie sind mir noch geblieben, und sie sind deutlich sichtbar. Weiter schaue ich nicht, ich will nichts mehr sehen, drehe mein Gesicht weg. Werde ich mich in diesem Körper je wieder als Frau fühlen können? Werde ich je zu meinem Spiegelbild sagen können, dass ich glücklich bin mit meinen eineinhalb Titten?

Nachts werde ich regelmäßig auf die Anästhesiestation gefahren, weil die Gaze, die meine Rippen ersetzen soll, mir unerträgliche Schmerzen macht. Dort bekomme ich eine Spritze Schmerzmittel in den Rücken, danach kann ich den Tag ganz gut überstehen. Meine Eltern sind bei mir, aber ich rede nicht viel. Jedes Wort, das ich sage, kostet zu viel Kraft. Es ist still in meinem Kopf, und ich kann neben dem Schmerz nur an zwei Dinge denken: Ich habe Angst vor dem ersten Niesen (und hoffe, dass es noch lange ausbleibt), und ich mache Pläne, wie ich doch noch das Schuljahr abschließen kann. Während der Zeit, in der ich still liegen muss, wächst in mir ein Entschluss. Ich will nicht wiederholen. Nicht nur, weil ich dann mit Jüngeren in die Klasse komme, sondern vor allem, weil einige Schüler aus meiner jetzigen Klasse immer Kontakt zu mir gehalten haben. Ich lasse mir den Gedanken erst genau durch den Kopf gehen, bevor ich ihn meinen Eltern mitzuteilen wage. Es scheint mir ein fast unmögliches Unterfangen, aber gleichzeitig weiß ich, wenn man sich traut, eine gute Idee zu äußern, wollen plötzlich alle daran mitarbeiten, sie umzusetzen. So läuft das im Leben: Trau dich, einen unrealistischen Plan zu entwickeln, dann wird er von selbst Realität.

»Ich möchte gern das Schuljahr noch abschließen, je nachdem, wie das Ergebnis der Operation aussieht«, eröffne ich an einem meiner besseren Abende meinen Eltern. »Wenn ich Bestrahlungen bekomme, kann ich eventuell am Nachmittag meine Schularbeiten machen. Da ich ja wahrscheinlich keine neue Chemotherapie mehr bekomme, hoffe ich sehr, dass es mir wieder besser geht und ich mehr Energie habe.«

Als meine Eltern das Glitzern in meinen Augen sehen, bleibt ihnen nichts anderes übrig, als meine Pläne zu unterstützen. Ein Klinikmitarbeiter, der sich um das Thema Schularbeiten bei den langfristig erkrankten Kindern kümmert, erzählt uns, dass es da viele Möglichkeiten gibt. Je nachdem, ob die Schule und meine Gesundheit mitspielen, kann ich sogar im Krankenhaus lernen.

Als der Schmerz langsam abebbt, wird mein Plan konkreter. Und ohne es zu merken, ist mein letzter Krankenhausaufenthalt in Groningen vorbei. Einige Tage später darf ich nach Hause. Die Operation ist geglückt, eine Nachbehandlung ist nicht nötig.

7

»I could be free more then, I could pretend more then. That this life could only show me good times. Once when I was little.«

James Morrison (Once when I was little)

Ich weiß überhaupt nicht mehr, wie ich leben soll. Meine Erinnerungen an die Zeit nach der letzten Aufnahme ins Krankenhaus sind vage, aber heftig. Seit Januar habe ich keine Behandlungen mehr und bin wieder ins normale Leben zurückgeworfen. Da ist eine tiefe Kluft zwischen der Person, die ich war, bevor ich Krebs bekam, und der, die ich jetzt bin. Jeder geht davon aus, dass ich wieder mitmache bei den ganz normalen Dingen, aber irgendwie passe ich nicht mehr in diese Welt hinein. Ich weiß nicht mehr, wie ich mich noch vor einem halben Jahr gefühlt habe, oder wer ich damals war. Ich war ein Kind, ein junges Mädchen, und ich hatte ein Leben ohne hohe Berge erwartet. Dieses Mädchen aus der Zeit, bevor ich Krebs bekam, ist eine Fremde geworden. Meine Krankheit hat alle meine Gedanken, Werte und Normen neu bestimmt. Wie kehre ich als jemand anderes zurück ins Leben? Die Welt ist dieselbe wie vorher, doch ich bin fremd in ihr. Alles ist beim Alten geblieben, nur ich bin nicht mehr die Laura, die ich war. Ich bin nicht mehr die spontane, fünfzehnjährige, strahlende Laura, die ich einmal war.

Einen Monat, bevor ich entdeckte, dass ich Krebs habe, haben Dorien und ich Fotos in den Blumenfeldern gemacht. Das war eine Woche, bevor ich den Termin bei Doktor Ten Berge für die Untersuchung hatte. Die Blumenfelder in der Nähe unseres Wohnorts standen in voller Blüte, als wir mit dem Fahrrad dort ankamen. Dorien hat schon als Kind gerne fotografiert, und zu diesem Zeitpunkt hatte sie sich gerade eine Spiegelreflexkamera zusammengespart. Ich hatte für die Gelegenheit verschiedene Kleider eingepackt, und sie trug einen Rucksack mit ihrem Fotoapparat und einer Thermoskanne mit Tee bei sich. Es war ein herrlicher Tag. Ein Tag, der genau so war wie die blühenden Blumen: farbenfroh und strahlend. Es sollten die letzten Fotos aus der Zeit werden, als ich noch unwissend war, als ich noch keine Ahnung hatte, dass ich so krank werden würde. Später habe ich ein wunderschönes Fotobuch mit den Bildern gemacht, die Dorien mir geschickt hatte. Eines Nachmittags, als ich ganz allein zu Hause bin, hole ich das Buch. Unwissend, schön, fröhlich. Lieb, sanft, strahlend, spontan.

Damals war ich kein sehr ernsthafter Mensch, nicht so wie jetzt jedenfalls, denke ich traurig. Ich grüble jetzt viel mehr, empfinde aber auch intensiver. Mir kommen die Tränen. Sie laufen mir übers Gesicht und scheinen einfach nicht enden zu wollen. Ich denke jetzt nach über das Leben, über den Tod. Über mein Leben, meinen Tod. Auf einem der Fotos springe ich in die blühenden Blumen. Das lila Kleid, das ich trage, passt gut zu den rosa Blüten. Meine halblangen Locken tanzen im Wind und scheinen in der Luft zu schweben.

Damals war ich ein junges Mädchen, das Träume hatte. Jetzt befasse ich mich nicht mehr mit der fernen Zukunft. Einfach weil ich nicht mehr weit zu schauen wage. Völlig anders als zuvor, völlig anders als erwartet. Dieses Mädchen bin ich nicht mehr. Ich halte mir das Foto dicht vor mein Gesicht, schaue dem Mädchen darauf in die Augen. Danach gehe ich zum Spiegel im Wohnzimmer und schaue hinein. Ich sehe, wie ernst mein Blick geworden ist, von all dem, was ich gesehen habe. Es hat meine Augen matt werden lassen. Man kann mir von den Augen ablesen, was ich in letzter Zeit durchgemacht habe.

Nach einiger Zeit gehe ich wieder zur Schule. Ich mache mir einen eigenen Stundenplan, weil ich nur die Fächer besuche, für die ich auf den Unterricht angewiesen bin. Eines Morgens sitze ich in der ersten Unterrichtsstunde im Klassenzimmer: Mathematik. Weil es ein Montag ist, unterhalten sich die anderen Mädchen wie üblich ausführlich darüber, was sie am Wochenende gemacht haben. Besonders die Gespräche über den Samstagabend sind spannend, es geht vor allem um Discos und Knutschen. Anschließend werden Haarprobleme besprochen, da die meisten der Meinung sind, dass ihre Haare heute schrecklich aussehen. Und dann muss ihnen ihre Freundin sagen, dass das gar nicht stimmt. Das sind die Spielregeln. Ich zwinge mich dazu, mich an den Gesprächen zu beteiligen. Doch es fällt mir nicht leicht, wenn ich an meinen Samstagabend denke: Nach dem Essen lag ich um acht Uhr im Bett. Und über meine Haare will ich schon gleich gar nicht sprechen. Sie sind etwa vier Zentimeter lang, und darauf bin ich megastolz.

Als es dem Lehrer endlich gelingt, unsere Aufmerksamkeit zu bekommen, setzt er dazu an, uns in das neue Thema einzuführen.

»In der nächsten Zeit werden wir uns mit dem exponentiellen Wachstum beschäftigen. Das wird übrigens auch Thema in der Abiturprüfung sein.« In der Klasse wird heftig getuschelt. Es ist ein Thema, das nicht allen liegt. Ich schaue mich verwundert um. Die Abiturprüfungen sind doch erst in zweieinhalb Jahren. Wie kann ich mir darüber jetzt schon Sorgen machen? Vielleicht bin ich dann schon tot, was weiß denn ich. Ich kann mir überhaupt keine Gedanken mehr über Dinge machen, die weiter als ein paar Monate in der Zukunft liegen. Oder eigentlich kann ich das sehr wohl, aber ich will es nicht.

Mit gemischten Gefühlen schlage ich mein Buch auf. Ich fange einfach beim Anfang an. So ist es schon immer gewesen. Wenn ich das Schuljahr schaffe, ist das Belohnung genug für meinen Einsatz.

An diesem Abend weine ich mich in den Schlaf. Meine Wangen sind ganz nass von dem Heulkrampf, der mich durchschüttelt. Aber ich schäme mich auch für meine Gefühle. Wie kann ich mich jetzt nur so schlecht fühlen, so ohne festen Boden unter den Füßen, wo es mir doch eigentlich besser gehen sollte? Wieso fragt mich niemand mehr, wie es mir geht, schickt mir niemand mehr eine Karte, jetzt, wo ich es so gut gebrauchen könnte? Plötzlich traue ich mich nicht mehr zu leben. Wo kommt dieses Gefühl her? Ich habe Angst, Pläne zu machen?

»Wer bin ich, ohne Zukunft?« Diese Frage stelle ich Daan, als wir zusammen einen Waldspaziergang machen.

»Was ist der Sinn des Lebens, wenn es keine Zukunft mehr gibt, sodass alles, wofür man zu leben glaubte, keine Gültigkeit mehr hat? Warum gehe ich in die Schule, wenn ich nicht einmal weiß, ob ich das Abitur brauche?«

Wir gehen ein Weilchen schweigend weiter. Dieses Gespräch haben wir schon öfter geführt, aber ich habe noch immer keine Antwort, und es macht mich unglücklich, ohne Antwort leben zu müssen.

»Die Kunst ist, im Jetzt zu leben, Laura. Niemand weiß, was morgen kommt. Du darfst nicht nach dem Hier und Jetzt suchen, sonst läufst du daran vorbei.«

»Ja, das weiß ich, aber ich kann es nicht spüren. Ich bin einfach völlig durcheinander, ich weiß nicht mehr, wie ich leben soll. Alles, was einmal selbstverständlich war, ist weg.«

Daan hatte vor einigen Jahren einen schweren Autounfall. Er lag auf der Intensivstation und sein Zustand war kritisch. Doch er hat den Unfall überlebt, und es war ein langer Weg, bis er wieder gesund wurde. Auch er musste damals sein Leben wieder neu beginnen. Bis auf die Ungewissheit, die über meiner Zukunft liegt, ist der Prozess, den wir durchlaufen müssen oder mussten, vergleichbar. Außerdem können wir auch über Dinge, die wir nicht beide erlebt haben, gut philosophieren, weil wir uns einfach immer verstehen.

»Lass es laufen. Versuche im Moment zu leben. Versuche jetzt Freude zu haben, versuche den Tag zu pflücken, das ist das Einzige, was du tun kannst.«

Ich weiß, dass er recht hat, aber ich habe keine Ahnung, wie ich das negative Gefühl in mir zum Schweigen bringen kann. Ich bin tieftraurig über die völlige Veränderung meines bis vor Kurzem noch so unschuldigen Lebens in ein Leben, das alles andere als unschuldig ist.

Ich will Antworten auf meine Lebensfragen. In neunzehn Tagen habe ich wieder eine Computertomografie. Ich zähle die Tage.

»Wie kann ich die kommenden zehn Jahre weiterleben mit einem Terminkalender, der immer nur drei Monate umfasst? Es beherrscht mein Leben.« Alle drei Monate habe ich eine Kontrolluntersuchung. Das soll noch ungefähr zehn Jahre so weitergehen. Auf manche Fragen gibt es keine Antworten, die Zeit wird es zeigen.

Schweigend gehen wir weiter.

8

>>**Crossed lines I shouldn't have crossed. I was lost,
oh yeah. Yeah, how long must you pay for it?**<<

Coldplay (In My Place)

>>Positiv denken ist vielleicht nicht immer einfach, aber für mich
ist es eine gute Medizin in einer besonderen Zeit. Wer positiv ist,
bekommt Positives zurück. Indem du dich in einem bestimmten
Moment dafür entscheidest, dich mit einer positiven Ausstrah-
lung zu umgeben, stimulierst du die anderen, es dir nachzutun.
Und so wirst du Menschen um dich haben, die dieselbe positive Einstellung haben wie du. Du wirst sehen, dass die Liebe und
das positive Lebensgefühl wachsen und dafür sorgen, dass du von
Menschen umgeben bist, die dir dabei helfen wollen, deine Träume in die Tat umzusetzen. Alles, worauf du deine Aufmerksamkeit richtest, wird positiv zurückgespiegelt werden. Es sind ganz
einfache Gesetze. Durch das Positive (das sich übrigens nicht von
außen erzwingen lässt), das ich in meinem Leben erfahre, kann
ich mein Leben angehen und nehme auch den Krebs hin und lasse los. Lass los, kämpfen hat keinen Sinn!<<

Das sind schöne Texte in dem Tagebuch, das ich in der Zeit
der Chemos schreibe, aber trotzdem habe ich im Moment keine

Ahnung mehr, was ich damit anfangen soll. Wieso »einfache Gesetze«, was ist denn bitte schön einfach an meiner Realität? Meine eigenen Weisheiten fliegen mir um die Ohren. Ich weiß überhaupt nicht mehr, wie das gehen soll, positiv denken.

Das Gefühl der Ungewissheit, die über meinem Leben hängt, wird nicht weggehen. Ich bin mir der Notwendigkeit zu leben bewusst, aber gerade weil es eine Notwendigkeit ist, will es mir einfach nicht gelingen. Ich glaube, dass niemand merkt, dass ich mich auf meinem eigenen Lebensweg verlaufen habe, weil ich trotz dieser Ungewissheit auch weiß, dass ich die Tage pflücken muss. Ich habe meine guten Momente, sicher. Und ich genieße den Augenblick, mehr als je zuvor, weil ich weiß, dass alles bald vorbei sein kann. Aber die ganze Zeit über spüre ich kein Funkeln, kein echtes Glück in mir. Ich bin zwar nicht unglücklich und bin dankbar für alle segensreichen Dinge, die mir begegnen, jeden Tag. Nur weiß ich nicht mehr, wie ich spontan leben kann, ohne ständig nachzudenken, was dies oder das für eine Bedeutung hat. Ich kann nicht mehr nachvollziehen, wie ich voriges Jahr so glücklich sein konnte? Erinnerungen. Ich erlebe alles noch einmal, weil ich nicht anders kann als zurückzudenken. Ich versuche mit allen Kräften, in diesem Jahr zu leben, aber alles und jedes weist beständig zurück ins Jahr zuvor, ins Damals, ins *Davor*.

Ich kann nicht anders, als in dieses Gefühl einzutauchen. Die Momente, in denen ich zurückdenke, nachdenke, irgendwie zu leben versuche, werden immer länger. Ich denke nach über den Krebs, über die Chemo, über die Übelkeit, über die Zeiten der Gemeinsamkeit, über alles, was passiert ist, und alles, was ich mir damals vorgenommen habe. Es ist schwer, alles nochmal zu durchleben. Wenn die Krankheit im Jahr der Chemos meinen Körper getroffen hat, trifft sie jetzt meinen Geist. Alle Erinnerungen kommen zurück. Und jetzt erst verbinde ich Gefühle damit. Ich verstehe nicht mehr, wie ich das damals alles aushalten konnte.

Ich bin übers Wochenende bei Papa, als ich anfange, an voriges Jahr zurückzudenken. Inzwischen habe ich schon einige Kontrolluntersuchungen hinter mir. Das neue Schuljahr hat begonnen, und ich besuche wieder den Unterricht.

»Vor einem Jahr hatte ich meine erste Chemo«, sage ich, als ich ins Bett gehe. Papa schweigt, und sein Gesicht verdüstert sich. Er gibt mir einen Gutenachtkuss.

»Schlaf gut, Laura. Bis morgen«, sagt Papa.

Verdammt, bin ich etwa die Einzige, die in der Vergangenheit lebt?

Die Kontrolluntersuchungen zeigen dauerhaft gute Ergebnisse. Obwohl weiter die Möglichkeit besteht, dass sich Metastasen bilden, ist auf den CT-Aufnahmen bis heute kein Krebs zu sehen. Aber es kommen bei mir andere Dinge nach oben. Ein Jahr nach der ersten Chemo frage ich mich immer wieder, ob ich wohl die richtigen Entscheidungen getroffen habe. Das Gefühl überfällt mich, dass es vielleicht doch der falsche Weg war, weil ich mich ohne einen weiteren Gedanken für die Behandlung entschieden habe. Warum habe ich nie nach anderen medizinischen Möglichkeiten gesucht oder eine zweite Meinung in einem anderen Krankenhaus eingeholt? Warum habe gerade ich als Befürworterin von alternativen Heilmethoden mich auf diesen Chemo-Mist eingelassen? Habe ich mich etwa für den sicheren Weg entschieden, für etwas, was die Gesellschaft unbewusst von einem Krebspatienten verlangt? Ist es nicht so, dass diese »Gesellschaft« die Chemotherapie befürwortet, weil es dann so aussieht, dass auf jeden Fall alles versucht wurde? All diese Fragen steigen in mir auf.

Das Einzige, was beruhigend, ja sogar sehr beruhigend für mich ist, ist, dass ich weiß, dass ich damals aus ganzem Herzen Ja zur Chemo gesagt habe. Ich hatte das vollste Vertrauen in die Medizin. Aber die Chemos haben mein Leben völlig verändert. Mein Körper wird nie mehr derselbe sein. Es gelingt mir irgendwie, mich nicht selbst zu verurteilen. Ausgehend von unserem heutigen Wissen, dass mein Tumor nicht auf die schwere Chemotherapie reagiert hat, wäre die Chemo nicht notwendig gewesen. Aber dieses Wissen hatten wir im August 2009 noch nicht. Niemand konnte sagen, ob die Chemo anschlagen würde. Ich muss meine Entscheidung akzeptieren und mit den Folgen leben lernen.

Mama nimmt mich auf den Schoß und schaukelt mich, als ich mittags traurig aus der Schule komme. In letzter Zeit sitzen wir oft so da. Ich auf ihrem Schoß zusammengekauert, auf der Suche nach Wärme, auf der Suche nach Antworten. Ich setze mich immer auf ihren Schoß, wenn ich mal wieder weinen muss. In solchen Momenten frage ich mich, ob ich mir nicht professionelle Hilfe suchen sollte, ob das nicht alles zu viel ist, um allein damit zurechtzukommen. Manchmal spreche ich diesen Gedanken auch laut aus. Mama wiegt dann ihre Beine hin und her, von links nach rechts, sodass ich sanft mitschaukele. »Deine Zeit kommt, Laura, deine Zeit kommt. Hab Vertrauen zu dir selbst, es ist nicht schlimm, Liebling, dass du dies jetzt durchleben musst.« Dann wiederholt sie leise: »Es ist nicht schlimm, es wird gut.« In solchen Momenten schenkt sie mir Vertrauen. Dass mein Gefühl da sein darf: dass ich das Leben nicht mehr schön finde, jetzt, wo es doch eigentlich so schön sein müsste. Dass ich nicht begreife, warum alle so froh sind, jetzt, wo ich körperlich einigermaßen wieder zurück ins Leben krabbele. Als ich gerade mal nicht heule, erzähle ich meiner Mutter, dass meine Schulmentorin heute früh nach der ersten Stunde zu mir gekommen ist. Sie hatte unsere Klasse aufgefordert, ein Gespräch mit dem Studiendekan darüber zu führen, welches Studium man später aufnehmen möchte. Sie hat dem Dekan mitgeteilt, dass ich – anders als der Rest der Klasse – einfach über alles Mögliche plaudern möchte, nur nicht über mein Studium. Ich schnäuze mir die Nase und fahre fort: »Und

Mama, weißt du, was das Schlimmste ist? Dass ich mich darüber freue, dass sie so viel Verständnis hat, auch wenn ich gar nicht verstehe warum, weil ich mich selbst nicht mehr verstehe. Wenn ich an mein Studium denke, kommt es mir vor, als müsste ich dafür auf einen anderen Planeten reisen, so weit ist das entfernt.«

9

»Gonna rise up. Burning black holes
in dark memories. Gonna rise up.
Turning mistakes into gold.«

Eddie Vedder (Rise)

Ohne dass etwas Besonderes vorgefallen wäre, nahm ich plötzlich
das Leben wieder auf. Irgendwo zwischen Hoffnung und Verzweiflung fand ich mich selbst wieder. Ich habe mich wiederent-
deckt in dem Moment, in dem ich losließ. Sich selbst zu suchen
hat nämlich wenig Sinn, weil man dann etwas sucht, das außerhalb liegt. In Wirklichkeit aber ist man ja schon da, und nicht
versteckt. Einfach hier, einfach jetzt. Als ich mit der Suche auf-
hörte, war ich plötzlich wieder da. Als ich dachte, dass ich mich
nicht noch weiter in meinem eigenen Leben verirren konnte, sah
ich das Licht. Und ich merkte auf einmal, dass ich nie wirklich
vom Weg abgekommen war. Ich war immer auf der richtigen
Spur gewesen, auch wenn ich mich manchmal verirrt hatte, doch
auch das gehört zum Weg. Langsam steigt wieder ein Licht in
mir auf. Langsam klettere ich aus dem tiefen Tal der vergangenen
Monate.

Im September fahre ich zum ersten Mal in das Haus von Noah und Peter in Frankreich. Ich kenne die beiden seit sechs Jahren, bereits aus der Zeit, bevor sie nach Südfrankreich gezogen sind. Noah bietet Energetisches Coaching an, und ich habe sie in der fünften Klasse besucht, als der Übergang von der Grundschule ins Gymnasium zu schwer für mich war. Sie half mir, meine eigene Kraft wiederzufinden, und es hat sich ein sehr besonderes und enges Band zwischen uns entwickelt.

Man würde es nicht glauben, aber Noah und Peter sind fünfundsechzig. Sie führen eine beliebte Pension, ein *Chambres d'hôtes*. Als ich nach den Chemotherapien so krank war, haben sie mir regelmäßig Geschenke und Briefe aus Frankreich geschickt. Und dann sind Noah und Peter auch bei uns vorbeigekommen, als sie in den Niederlanden waren, und haben mich und Mama eingeladen, eine Woche zur Erholung in ihrem Haus zu verbringen.

»Lass die Sonne dich wärmen, Schatz«, sagt Noah, als Mama und ich in Frankreich ankommen. Am Abend führe ich ein langes Gespräch mit Noah. Ich erzähle ihr, wie ich mich fühle, dass ich nicht mehr unbelastet leben kann und mich die ganze Zeit frage, wie ich meinem Leben wieder Sinn geben kann. Sie ist so weise und empfindsam, dass sie ganz genau nachempfinden kann, was in mir vorgeht.

»Das Leben ist nicht immer leicht, aber trotzdem ist es unheimlich schön. Du wirst diesen Weg weitergehen müssen. Und es wird deine Kraft werden. Ich spüre, dass dir das gelingen wird. Du kannst der Welt noch so viel bedeuten, du bist so schön.«

»Ich weiß, dass ich der Welt noch viel bedeuten kann, aber ich weiß nicht mehr, wie. Wenn ich versuche, mir vorzustellen, was in ein paar Jahren sein wird, dann sehe ich, dass ich nicht mehr lebe. Ich spüre nur noch, dass ich sterben werde. Ich versuche ja, mit einer Zukunft zu leben, aber es gelingt mir einfach nicht.«

»Ganz ehrlich, mein Schatz, die Welt ist schöner mit dir.«

Nach dem Urlaub rufe ich Papa an. »Hallo, Papa, ich habe mir etwas Seltsames ausgedacht«, sage ich.

»Erzähl.«

»Ich war auf dem Mont Ventoux, dem Berg, den so viele Menschen besteigen, um Geld für Krebsstiftungen oder Ähnliches zu sammeln. Ich bin auf dem Gipfel gewesen, mit dem Auto, aber es hat mich inspiriert.«

Nach ein paar Tagen hatten wir uns in Frankreich akklimatisiert, und Peter schlug vor, den Mont Ventoux zu besuchen. Er erzählte, der Berg sei gewaltig, und ich müsse ihn unbedingt gesehen haben. Schon seit uralten Zeiten gilt er als magischer Berg, der den Menschen Kraft verleiht. Im Mittelalter wurde er als Verbindung zwischen Gott und der Erde gesehen. Vor allem der obere Teil des Bergs gilt als göttlich, weil es dort keine Bäume mehr gibt und der Gipfel nur aus weißem Stein besteht.

An dem Tag, als Mama und ich zusammen mit Peter den Mont Ventoux hinauffuhren, hatte Noah uns noch ein paar Fleece-Jacken eingepackt, die wir oben brauchen würden. Es hörte sich zwar seltsam an, bei dreißig Grad Sommerhitze Fleece-Jacken mitzunehmen, aber als wir oben ankamen, war ich Noah dankbar, dass sie vorgesorgt hatte. Der Gipfel lag im Nebel, und in ein paar Wochen würde dort schon wieder Schnee liegen. Die Radler, die es bis hinauf geschafft hatten, waren in einem geradezu euphorischen Zustand. Vor einer kleinen Kapelle brannten Kerzen. Ich ging zum Rand des Berges und schaute hinab in das neblige Tal. Ich war tief ergriffen. Der Berg gab mir Kraft. Ich bekam Lust und auch Energie, selbst mit dem Fahrrad den Berg hinaufzufahren. Und doch bewirkte der Mangel an Sauerstoff, dass ich froh war, als wir wieder ins Tal fuhren. Vielleicht kann ich den Berg mit meinem Lungenvolumen gar nicht bewältigen, dachte ich und war erleichtert, mehr Luft zu bekommen, je weiter wir nach unten kamen.

»Du willst auf den Mont Ventoux?« Papas Stimme klingt, als würde er die Idee gar nicht so verrückt finden.

»Das hatte ich zuerst vor, aber ich glaube, ich radle lieber vom Mont Ventoux aus nach Hause. Das schaffe ich.«

Kurz ist am anderen Ende der Leitung nichts mehr zu hören.

»Ich weiß, dass der Plan absurd klingt, aber ich möchte es, Papa. Schon allein der Gedanke gibt mir mehr Energie als ich seit Monaten gehabt habe. Die Physiotherapie hilft mir nicht mehr, und ich bin immer müde. Ich brauche eine neue Herausforderung, eine, an der ich mich richtig festbeißen kann.«

Ich möchte nicht einfach nur radeln, sondern dabei so viel Geld wie möglich für die Make-A-Wish-Foundation sammeln, die ich so noch bekannter machen möchte. Die Tour soll also auch eine Hilfsaktion werden, für die ich mich nach Kräften engagieren möchte. Die Make-A-Wish-Foundation lernte ich im Dezember 2009 kennen, gleich nach meiner großen Operation. Ich lag im Bett und hatte sehr starke Schmerzen. Eines Tages steckte die Klinikpädagogin ihren Kopf zur Tür herein. Ich musste immer lachen, wenn ich sie sah. Sie hatte lange, lockige Haare, war unheimlich groß und hatte so eine lustige Art, zu gehen. Sie wirkte immer entspannt, eine Aura von Wohlgefühl umgab sie, wodurch auch meine Welt für einen Moment wohliger wurde. Und so stahl sich auch damals ein Lächeln auf mein Gesicht.

»Ist es dir recht, wenn ich kurz reinkomme, um mit dir zu plaudern?«, fragte sie. »Plaudern«, auch eines dieser Wörter, die sie immer benutzte und die zu ihrer entspannten Aura gehörten. Nicht etwa ›reden‹, oder ›ein Gespräch führen‹, nein: ›plaudern‹, das passte zu ihr.

Nachdem wir über die hinter mir liegende Zeit gesprochen hatten, erzählte sie mir von der Make-A-Wish-Foundation. »Da du so viele Scheißtage hier auf dem Bett zubringen musstest, dachte ich, es wäre vielleicht schön für dich, wenn ich anfrage, ob die Stiftung einen Wunschtag für dich organisieren könnte?«

Ich sah sie wohl ziemlich erschrocken an, denn ich hatte im

Fernsehen von der Stiftung gehört. Musste ich dafür nicht »ausbehandelt« sein, was bedeuten würde, dass es keine Heilung mehr für mich gab. Hatte sie den OP-Bericht gesehen?

»Keine Sorge, du musst dafür nicht ausbehandelt sein«, lenkte sie sofort ein und grinste.

»Gott sei Dank, ich dachte schon …«, sagte ich, »aber ja, das wäre toll.« Ich lag mit einem Lächeln auf dem Bett und hatte das Gefühl, dass schon allein der Gedanke meinen Schmerz linderte.

Kurz darauf kam Jim zu Besuch. Wir begrüßten uns mit einem Kuss, kuschelten uns nebeneinander auf mein Krankenhausbett und steckten die Köpfe zusammen. Wir redeten über dies und das, und er erzählte mir von der Arbeit. Ich erzählte ihm, dass die Schmerzen schon etwas weniger geworden waren, weil ich vielleicht einen Wunschtag geschenkt bekommen würde.

»Laura, das ist ja super!«, sagte er begeistert. »Sollen wir zu Coldplay gehen? Oder was würdest du dir wünschen?«

Seit ich krank geworden war, haben meine Brüder und ich versucht, Karten für ein Coldplay-Konzert zu bekommen. Mir fielen plötzlich alle möglichen Dinge ein, die ich sonst nie getan hätte und vielleicht auch nie hätte tun wollen. Die Tatsache, dass ich mir etwas wünschen durfte, war mir wohl ein wenig zu Kopf gestiegen.

»Sollen wir nach Brasilien fahren? Oder nach Peru?«, schlug ich in einem Anfall träumerischer Begeisterung vor. Mein Geist hatte sich schon weit aus dem Krankenhausbett entfernt.

Aber eigentlich gab es da nur eine Sache, die ich wirklich wollte, und das war ein Essen im Dreisternerestaurant *De Librije* von Jonnie und Thérèse Boer. Schon mit etwa zwölf Jahren hatte ich eine große Leidenschaft für Geschmäcker und Düfte entwickelt, und für die Kulturen, die sie spiegelten. Ich dachte oft über Zutaten und bestimmte Geschmacksnoten nach, auch wenn das durch die Chemos schwierig geworden war, weil mein Geschmackssinn gelitten hatte und mir ständig schlecht gewesen war.

Jetzt hatte ich wieder Lust auf gutes Essen, das ich genießen und in dem ich meine Kreativität ausleben konnte. Und so durfte ich im April 2010 einen einzigartigen Tag erleben, an dem alles bis ins Detail organisiert war. Am Morgen wurde ich mit einer Limousine abgeholt und durfte bei *De Librije* zusammen mit einem der Köche in der Küche ein Mittagessen zubereiten, das ich mir dann in kleinen Häppchen, um so viel wie möglich davon zu schmecken, munden ließ. Nach all den zahllosen kleinen Vorspeisen, Hauptgerichten und Nachspeisen war ich erfüllt von Kreativität, satt vom köstlichen Essen und unendlich dankbar für den Tag, den man mir geschenkt hatte. Die Erinnerung daran gab mir die Energie, es auch mit den weniger schönen Tagen aufnehmen zu können.

Ich stürze mich mit allen Kräften auf das Projekt »Montour«. Das ist der Name, den ich meiner Fahrradtour gebe. Ein paar Wochen nach meinem Aufenthalt bei Noah und Peter in Südfrankreich werden meine Pläne immer konkreter. Ich denke sogar schon über den Start nach, den ich auf den 21. März festsetze. Bis dahin habe ich noch mehrere CTs, was etwas ganz Besonderes für mich ist. Endlich wage ich es, weiter als drei Monate im Voraus zu planen! Den 21. März wähle ich nicht einfach so, es ist der Tag, an dem ich siebzehn werde. Es ist der Beginn meines neuen Lebensjahrs – ein Neuanfang.

Meine Mutter glaubt, dass es kein Zufall ist, dass mein Geburtstag auf den 21. fiel. Sie erzählt mir immer gern von diesem Tag – und schmückt ihre Erzählung mit vielen Details aus, sodass er von Mal zu Mal schöner wird, wie das mit Erlebnissen aus der Vergangenheit eben so ist. Sie erzählt, wie sie morgens aufwachte mit ihrem runden Bauch und dem ausgewachsenen Baby darin, und auf den Kalender schaute. 21. März, Frühlingsanfang. Für meine Eltern war ich ein Neubeginn, geboren aus Liebe. Vielleicht gegen besseres Wissen, denn ein Jahr später sollten sie sich trennen. Aber als Mama auf den Kalender schaute, hatte sie den Wunsch, dass ihr viertes Kind an diesem Tag auf die Welt kommen sollte. Sie dachte, es wäre später sicher schön für mich, wenn ich am ersten Frühlingstag Geburtstag hätte. Am Morgen kam die Hebamme, und auch zu ihr sagte Mama, dass sie sich diesen besonderen Tag für die Geburt ihres Kindes wünschen würde. Erst einmal geschah aber gar nichts, meine Eltern gingen zur Arbeit in die Firma, die sie damals noch hatten. Am Ende kam ich dann um sieben Uhr abends doch noch auf die Welt. Dass ich auch noch ein Mädchen war, war eine ganz besondere Freude für sie. Endlich ein Mädchen, nach drei prächtigen Jungs. Meine Eltern nannten mich Laura Petra. Laura, weil ihnen der Name gefiel. Petra, mit dem biblischen Verweis auf Petrus. Laura Petra, der Fels, auf den ich baue.

Seit ich denken kann, habe ich die Geschichte von meiner Geburt alljährlich an meinem Geburtstag erzählt bekommen. Meine Mutter erzählt dann auch immer von dem Einfluss, den ich auf unsere Familie hatte, von dem neuen Glanz, den ich dem Leben von Papa, Mama, Daan, Jim und Joep verlieh. Unbewusst, so wie ein Baby das eben kann. Jetzt habe ich selbst das Bedürfnis nach einer Art Wiedergeburt. Ich spüre, dass ich am 21. März den Lebensabschnitt, in dem ich mich gerade befinde, mit all seinen Fragen über das Leben und über meine Zukunft, loslassen werde. Ich kann nicht so weitermachen, als wäre alles beim Alten. Ich kann nicht mehr in die Schule gehen und so tun, als wäre nichts passiert. Ich komme nicht mehr zurecht mit all diesem Sinn und Unsinn des Lebens. Ich kann es nicht, ohne zurückzukehren zu meinem Krebs. Meine Wiedergeburt beginnt am 21. März.

Aber schon vor dem 21. März, während der Vorbereitungen zu meiner Tour, geschieht etwas Großartiges: Mir wird klar, dass der Krebs zu meiner Kraft werden wird. Mein Leben ist ohne ihn nicht mehr vorstellbar, und so will ich es ohne ihn auch gar nicht erst versuchen. Während meine mentale Kraft zunimmt und ich mich in meiner Haut langsam immer wohler fühle, macht auch meine körperliche Kraft Riesensprünge. Ich spüre, wie meine Muskeln kräftiger werden und meine Ausdauer zunimmt. Mit der Hilfe von Sponsoren schaffe ich mir ein Liegerad an. Da mir mit dem Tumor auch Rippen entfernt wurden, habe ich immer noch Schmerzen in der Schulter, und ich kann mit einem normalen Fahrrad keine längeren Strecken mehr radeln. Ich treibe jetzt jeden Tag Sport: Entweder ich fahre draußen mit meinem Liegerad herum, oder ich bin im Fitnesscenter. Ich mache mich auch mit der Route vertraut, die ich gerne fahren würde. Vom Mont Ventoux aus will ich über Lyon und Dijon Richtung Norden fahren, in die Ardennen. Von dort aus dann auf dem schnellsten Weg weiter gen Norden, diagonal durch die niederländische Landschaft hindurch, immer Richtung Heimat. Ich vertiefe mich in die Frankreichkarte und studiere abends die Route, bis ich vor Müdigkeit umfalle. Ich habe das Gefühl, dass ich es mit der ganzen Welt aufnehmen kann.

10

»Now Baby, pack your leaving trunk. You know we've got to leave today. Just exactly where we're going I cannot say. But we might even leave the USA. 'Cause there's a brand new game that I wanna play.«

Canned Heat (Going Up The Country)

Nach verschiedenen Vorbereitungen, Lesungen, Aktionen und Trainings bin ich bereit für meine Wiedergeburt. Nach einem Geburtstagsfrühstück brechen Daan, Mama und ich am 21. März nach Südfrankreich auf. Dort werden wir eine Woche im Chambre d'hôtes von Noah und Peter am Fuß des Mont Ventoux verbringen. Als wir nach zehn Stunden Autofahrt schließlich durch Zentralfrankreich fahren, kommen mir die Anstiege in der Landschaft viel höher vor als erwartet. Auch die Fahrt dauert länger, als ich gedacht hatte. Wir befinden uns schon längere Zeit auf derselben Autobahn und fahren ziemlich schnell. Das letzte Mal, als ich über diese Autobahn fuhr, hatte ich nur eine vage Vorstellung von meinem Vorhaben, und ich hatte noch niemandem davon erzählt. Auf dem Weg nach Hause war mir nicht aufgefallen, dass es so viele Berge und so wenig Radwege auf der Strecke gibt, ich konnte damals nichts anderes sehen als meine eigene Begeisterung. Und so war ich dann mit jedem Kilometer mehr zu der Überzeugung gelangt, dass die große Entfernung mir nichts anhaben konnte. Dass mir nichts mehr etwas anhaben konnte.

»Ich hatte nicht mehr in Erinnerung, dass es hier so hügelig ist«, sage ich.

»Die Radwege sind hier so gut ausgebaut wie die Autostraßen, sie sind ganz eben. Sie haben sie bestimmt um die Berge herumgeführt«, beruhigt mich Mama. Es ist nur gut, dass wir damals noch nicht wussten, dass die Radwege geradewegs über die Bergpässe hinweg verlaufen.

Während der ganzen Tour löst jede Woche ein neues Team aus den Niederlanden das vorherige ab. Ich fahre immer wieder mit einem anderen Team, sechs werden es im Ganzen sein. Außerdem haben sich Freundinnen angemeldet, ebenso wie Onkels und Tanten, und natürlich Daan, Jim und Joep. Alle zusammen radeln sie mit mir. Auch meine Eltern nehmen sich je drei Wochen Zeit, Mama die ersten drei, Papa die letzten. Sie fahren den Camper, den wir mit Sponsorengeldern bezahlt haben. Wir brauchen ihn, um Sachen zu transportieren und Essen zu kochen, und natürlich vor allem wegen der Bequemlichkeit eines mobilen Schlafplatzes.

In der ersten Woche radle ich zusammen mit meinem Onkel, einem Cousin und Joep. Auf dem Gipfel des Mont Ventoux herrscht noch Winter, daher starten wir die Tour am Fuß des Berges bei Malaucène. Sofort spüren wir die Euphorie, als wir das erste Mal an unsere Grenzen gehen. Die ersten Kilometer radeln wir sogar zweimal, weil Daan uns mit der Kamera begleitet, sodass ich die Bilder in meinem Blog veröffentlichen kann. Ich lebe! Bald schon lassen wir den Mont Ventoux hinter uns. Nach der langen Vorbereitungszeit kann ich es kaum glauben, dass ich jetzt tatsächlich in Südfrankreich auf meinem Fahrrad sitze. Und ich habe auch ein bisschen Angst: Bis in die Niederlande ist es noch sehr weit.

Im Camper sitzen meine Tante, Mama und Daan. Auf dem Hinweg hatte Mama noch versucht mich zu beruhigen, aber jetzt stellt es sich als Fehleinschätzung heraus, dass die Radwege nicht so steil sein würden. Die südfranzösische Landschaft ist bergig, und wir meistern viele Anstiege. Beim Hinauffahren habe ich die schnelle Musik von Coldplay im Kopf. Weiter, weiter, weiter, sporne ich mich selber im Rhythmus der Musik an. An jedem neuen Tag brennen meine Beine noch vom Tag zuvor. Obwohl ich viel Sport getrieben habe, um die Tour gut vorzubereiten, ist das Liegerad wegen der ungünstigen Gewichtsverteilung eine Enttäuschung, und es ist vor allem die Stärke des Geistes, die uns hilft, die Berge zu besiegen, denn eigentlich fehlt es mir für solche Kletterpartien an Muskelkraft. Vor allem Joep hält mich in der ersten Woche auf den Beinen. Aber auch ich selbst will nicht ans Aufgeben denken, mögen die Berge auch noch so schwer sein. Wenn mein Bruder mir sagt, dass alles gut wird, dass wir auch diesen Tag wieder bestreiten und heute Abend mit einem Bierchen am Grill sitzen werden, weiß ich, dass er recht hat. Auch diesmal wieder. Auch jetzt ist er es wieder, der meine Probleme so klein machen kann, dass sie schließlich verschwunden sind. So ist es auch eines Tages, als wir einen Berg hinauffahren, der einfach kein Ende zu nehmen scheint. Ich konzentriere mich ganz auf eine vor uns liegende Kurve, im Glauben daran, dass hinter ihr der höchste Punkt des Berges liegt. Die Kurve kommt immer näher.

»Wir sind fast da, noch ein kleines Stückchen, Laura«, sagt Joep, der mit der unermüdlichen Kraft des Soldaten neben mir radelt. Schließlich legt er seine Hand auf meine Schulter und beginnt mich zu schieben, während wir langsam weiterfahren. Ich höre ihn schnaufen und seinen eigenen Muskeln zuknurren, dass sie gefälligst durchhalten sollen, bis wir endlich die Kurve und kurz darauf den höchsten Punkt erreichen.

»Ich hab dir doch gesagt, dass alles gut wird, Sie«, sagt Joep mit einem Grinsen. Ich schnappe nach Luft und grinse zurück. Wir stehen nebeneinander auf dem Gipfel und verschnaufen. Auch mein Onkel und mein Cousin sind inzwischen angekommen. Es war zwar furchtbar anstrengend, aber es hat sich gelohnt, denn die anschließende Abfahrt ist fantastisch: Völlig entspannt und unter lautem Gejubel lassen mein Team und ich uns den Berg hinab- rollen. Ich spüre den Wind in meinen Haaren und den Wind in meinem Leben. Aber leider dauert die Abfahrt nur relativ kurz, und eine halbe Stunde später klettern wir schon wieder berg- an. Jetzt kommt Jan, mein Onkel, um neben mir zu radeln. Als er sich zu mir herüberbeugt, sieht er, dass ich im dritten Gang fahre.

»Laura, du fährst doch nicht etwa im dritten Gang! Schnell, schalt in den ersten«, fordert er mich auf.

»Aber gleich kommt doch noch ein höherer Berg«, wende ich ein.

»Ja, und?«

Ich denke kurz nach. »Dann habe ich noch einen Gang, falls der nächste Berg noch höher und schwerer ist.«

»Eine Gangschaltung ist doch kein Notruftelefon, das man nur im Ernstfall benutzen darf. Du brauchst sie jetzt.«

Jan beginnt zu lachen, während wir langsam weiterklettern.

»So funktioniert das Leben nicht. Du kannst jederzeit um Hil- fe bitten, schließlich weißt du nie, ob es noch schwerer werden wird oder nicht.«

Ich verstehe, was er meint. Also schalte ich in den ersten Gang, und es hilft tatsächlich, ich fahre mit mehr Leichtigkeit den Berg hinauf.

Nach der ersten Tourwoche erreichen wir Lyon, und Joep bringt vom Einkaufen ein Geschenk mit. Das neue Team ist gerade an- gekommen, und die erste Gruppe reist morgen früh ab.

»Sie, ich habe Champagner gekauft. Das ist ein guter Moment, du hast die erste Woche hinter dir!« Joep zieht lächelnd die Flasche hervor. Ich stelle mich vor die blaue Flagge von Make-A-Wish, die wir als Erkennungszeichen und als Windschutz auf jedem Campingplatz aufhängen, und schüttele die Flasche. Dann lasse ich den Korken knallen wie eine Grand-Prix-Gewinnerin, sodass der Champagner in alle Richtungen spritzt.

Mit jedem Kilometer, den wir weiter Richtung Norden fahren, kehre ich ein Stück mehr ins Leben zurück. Gemeinsam mit meinen Begleitern bin ich auf dem Weg zu einem Ziel, nordwärts, nach Hause, um in ein paar Wochen in meinen Wohnort einzufahren. Und jeder neue Abschnitt der französischen Landschaft bringt mir neue Erkenntnisse.

Wir haben einen festen Rhythmus. Um sieben Uhr morgens klingelt der Wecker, dann frühstücken wir und gehen die Route durch. Um acht steigen wir aufs Fahrrad. Auf den ersten fünf Kilometern wird nie viel geredet. Ich spüre die Kilometer vom Tag zuvor noch in meinen Beinen. Wir fahren bis zum ersten Stopp um etwa 11 Uhr, bei dem wir uns irgendwo in einem französischen Dorf treffen. Dort warten schon die Teammitglieder, die nicht mit dem Fahrrad unterwegs sind, in einem kleinen Restaurant auf uns, und wir machen Mittagspause. Anschließend radeln wir weiter, während der Rest des Teams sich auf die Suche nach einem Campingplatz macht. Wir machen inzwischen Fotos von der französischen Landschaft. Wenn es uns gelingt, gleich einen Campingplatz zu finden, kommen wir nachmittags um vier dort an. Nach dem Abendessen gehen wir die Route für den nächsten Tag durch, und um rund halb neun am Abend liegt jeder in seinem Zelt oder Camper, um zu schlafen, zu lesen und sich vom Tag auf dem Fahrrad zu erholen. Jeden Tag dieselbe eiserne Disziplin, aber diese Regelmäßigkeit hat etwas Schönes.

Ich bin unendlich glücklich, während ich durch die Hügel Frankreichs radle. Ich fühle mich voller Kraft, wenn ich daran denke, dass ich vor eineinhalb Jahren noch nicht einmal selbstständig zum Wohnzimmersofa laufen konnte. Jetzt tragen mich meine Beine wieder brav den Berg hinauf. Wir müssen oft improvisieren, mein Team und ich, und wir müssen sparsam mit dem Wasser umgehen, wenn wir mal wieder auf einem Campingplatz gelandet sind, auf dem es weder Strom noch Wasser gibt. Aber ich fühle mich der Natur und den Elementen näher als je zuvor.

Die Frühlingsnächte sind kalt. Nach dem Aufwachen haben sich Eisblumen auf der Windschutzscheibe des Campers gebildet und eine dünne Eisschicht auf dem Sitz meines Liegerads. Am Morgen ist es noch sehr frisch, und wir frühstücken mit einer Decke auf den Beinen und steigen danach schnell aufs Rad, um warm zu werden.

Je mehr Zeit verstreicht und Kilometer sich anhäufen, desto mehr Lust bekomme ich wieder auf das Leben. Das bedeutet jedoch nicht, dass ich mich für unsterblich halte oder auch nur meinem Körper wieder vertraue. Meine Beine werden zwar wieder stark und stärker, aber sie fühlen sich trotzdem noch oft an, als wären sie die einer Fremden. Bestimmte Gefühle verlieren sich auf der Tour nicht, dafür sitzen sie zu tief. Aber das Hier und Jetzt, der gegenwärtige Moment, ist wieder viel schöner geworden. Ich lebe nicht mehr andauernd mit den Gedanken an den Krebs, ich kann einfach wieder Spaß haben. Ich weiß nicht genau, ob das nur daran liegt, dass Zeit verstreicht. Und ich bin auch nicht sicher, ob die Zeit alle Wunden heilt, denn es ist nicht nur die Zeit, die sie heilen lässt. Man wird sich in bestimmten Momenten bewusst, was einen glücklich macht, worum es im Leben geht. Es geht darum, das eigene Licht so hell wie möglich scheinen zu lassen. Die Narben verschwinden nicht, nicht mit der Zeit, und auch nicht mit den Kilometern. Sie verschwinden nicht, aber die Wunden heilen.

Nach einem fantastischen Finish, einer vierzigtägigen Tour und tausendfünfhundert zurückgelegten Kilometern bin ich wieder zu Hause. Ein Journalist kommt vorbei, um ein Interview mit mir zu machen. »Fällst du in ein Loch, jetzt, wo du wieder zu Hause bist?«, ist eine seiner ersten Fragen. Ich denke kurz nach und versuche, die richtigen Worte zu finden. »Nein, kein bisschen. Eigentlich ist es geradezu unmöglich für mich, in ein Loch zu fallen. Die Tour hat mir so viel gegeben.« Die Kraft, die all die Zeit schon in mir lag, hat sich mir nach der Tour erst recht offenbart. Ich habe diese Kraft, die schon vorher vorhanden war, nur wieder für mich erschlossen, und ich spüre, dass sie unerschöpflich ist.

Teil zwei

∞

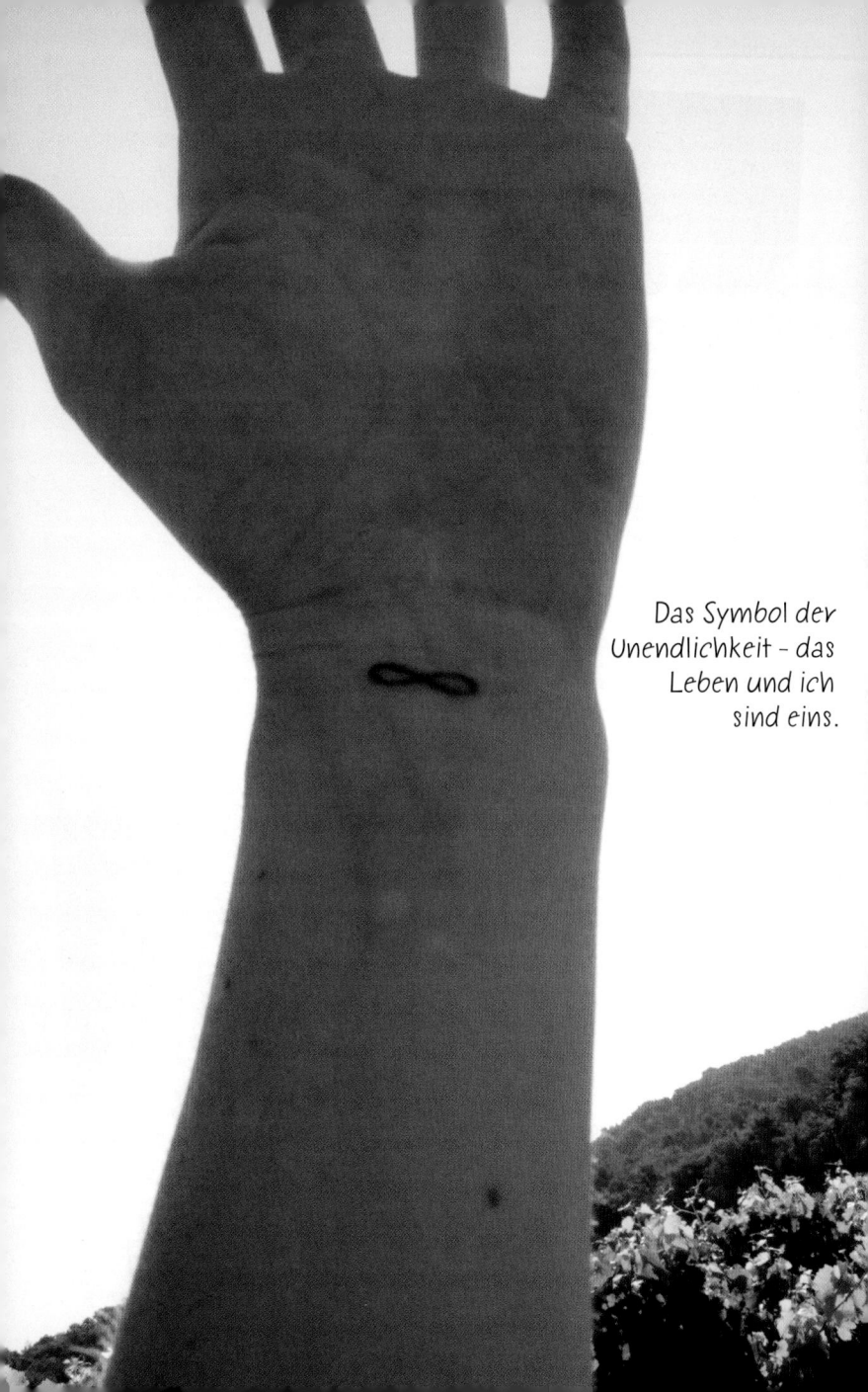

Das Symbol der
Unendlichkeit - das
Leben und ich
sind eins.

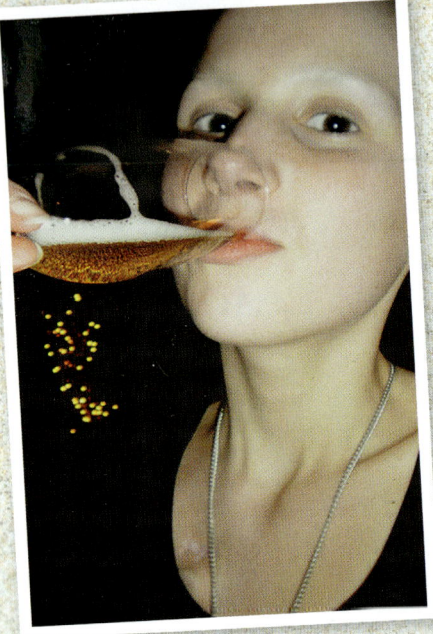

Ich habe meine
Operation und die
erste Chemotherapie
überstanden, ich
bin 15 Jahre alt, und
ich trinke darauf,
verdammt nochmal,
ein Glas Champagner.
Ich bin mir sicher,
dass ich gesund werde

Fünf Jahre später weiß ich
es besser, doch ich feiere mit
meinen Brüdern, dass mein
Buch erscheint.*

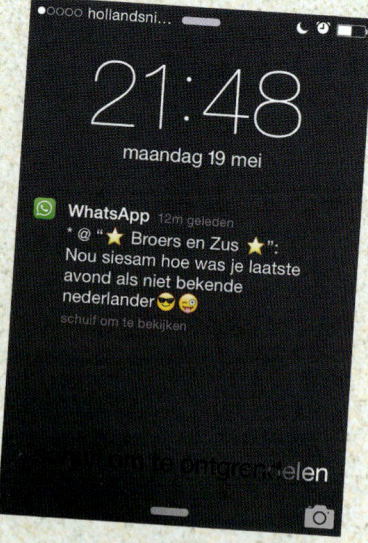

○●○○○ hollandsni...

21:48
maandag 19 mei

WhatsApp 12m geleden
* @ " ⭐ Broers en Zus ⭐":
Nou siesam hoe was je laatste
avond als niet bekende
nederlander😎😅
schuif om te bekijken

*»Liebe Brüder und Schwester:
Unsere Siesam feiert ihren
letzten Abend als unbekannte
Niederländerin.«

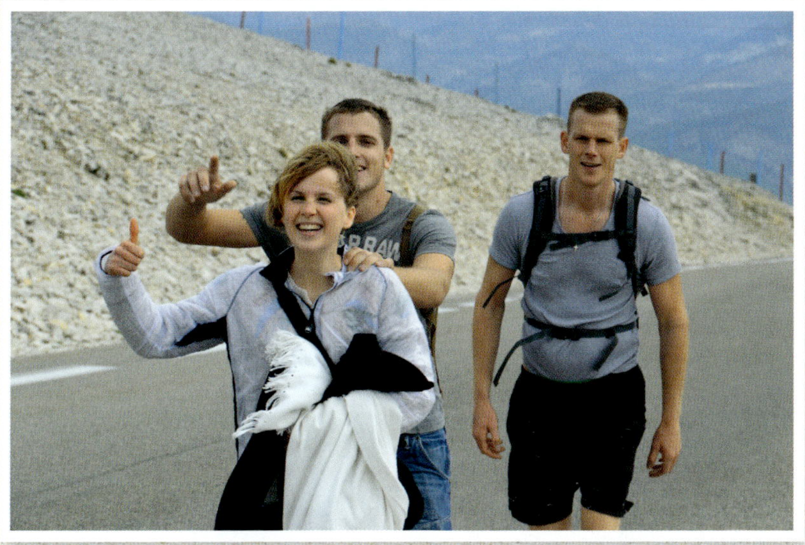

Auf dem Mont Ventoux mit Daan und Joep

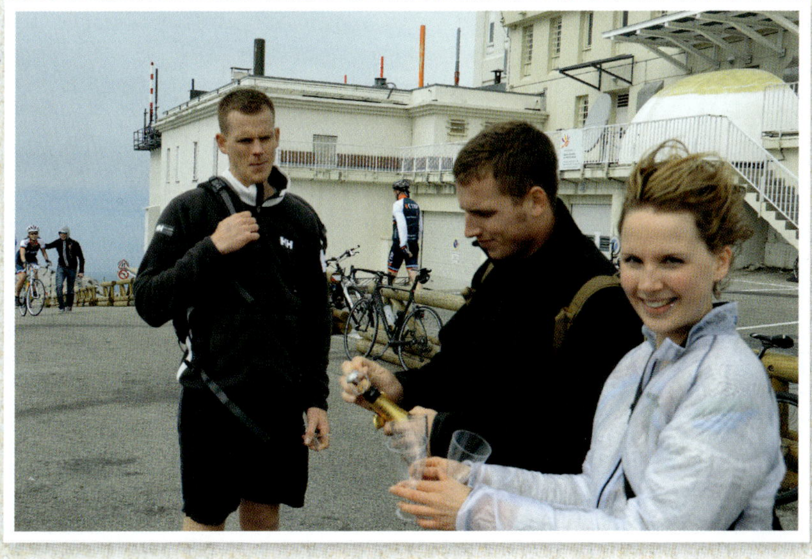

Endlich am Ziel! Nach 21 Kilometern bergauf

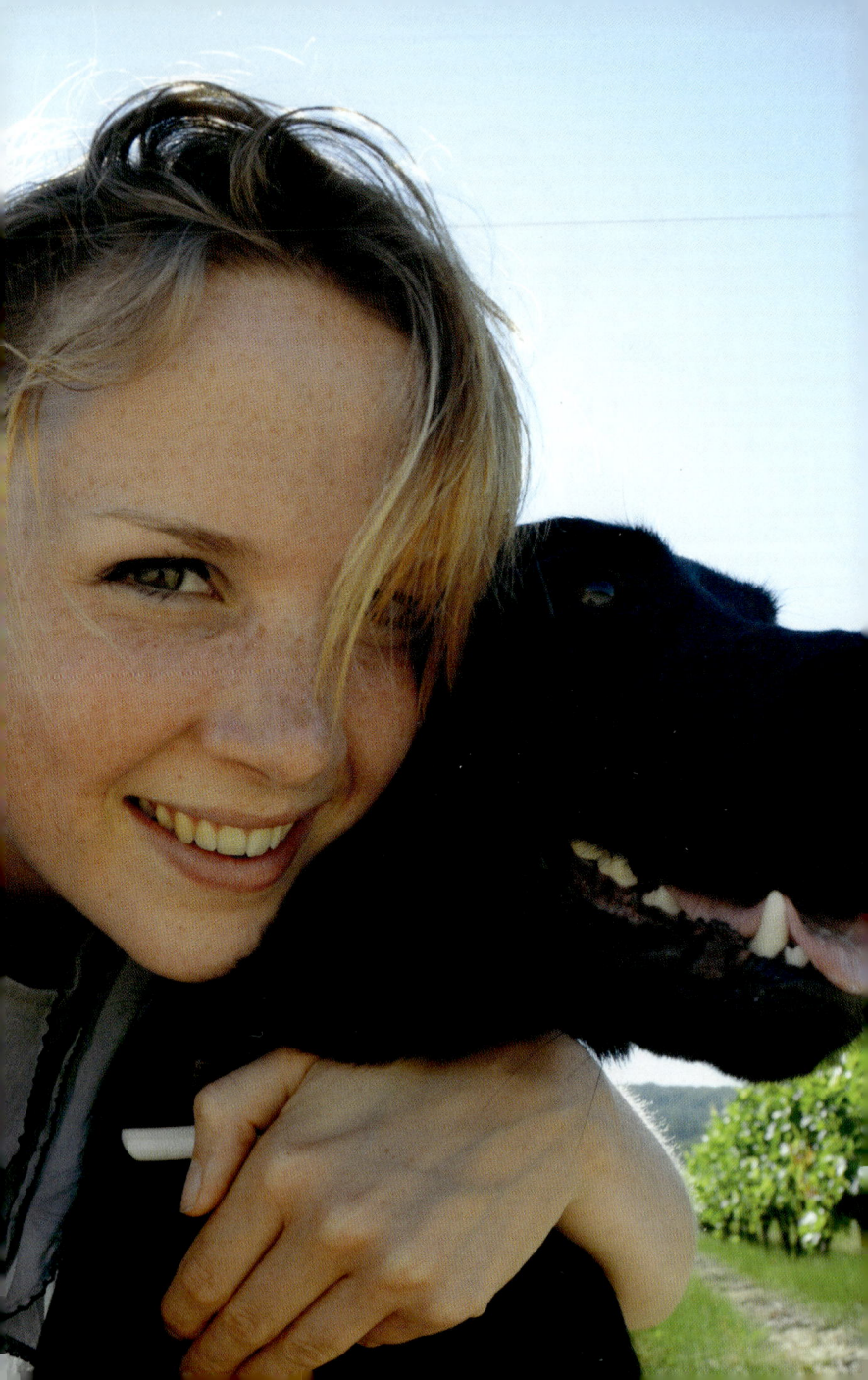

LINKS:
Tirza und ich

RECHTS:
Buchpräsentation in
Amsterdam, Mai 2014.
Auf dem Tisch das Foto
von Thomas, der in
meinen Gedanken und im
Herzen immer dabei ist.

UNTEN:
Auf meiner eigenen
»Hochzeitsparty« - ein
Fest um zu feiern, dass
ich »ja« zu mir sage.

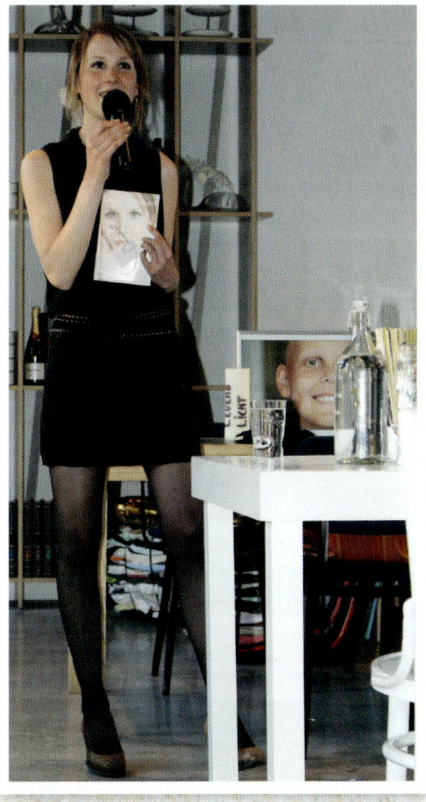

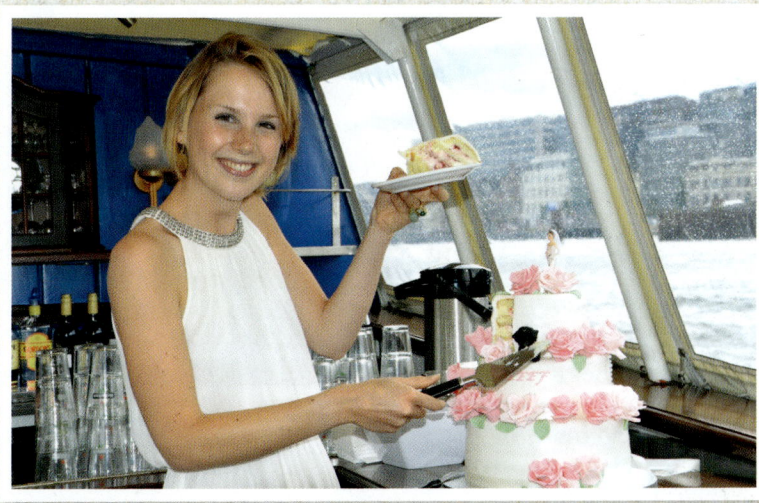

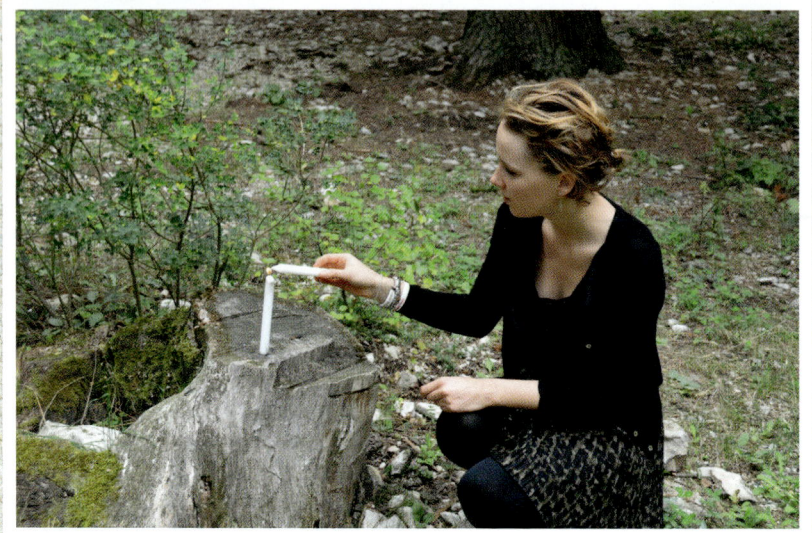

Vier Geschwister, vier Kerzen – gemeinsam haben wir es auf den
Mont Ventoux geschafft, gemeinsam gehen wir alle Wege

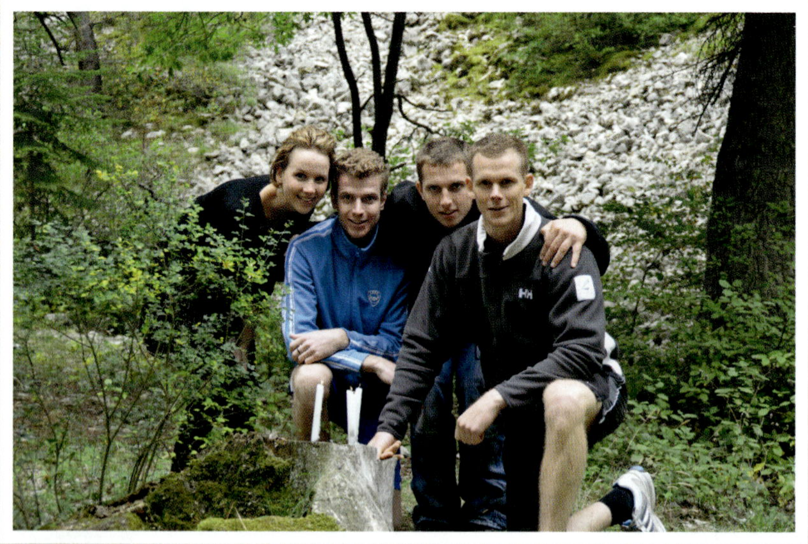

Mit Daan, Joep und Jim

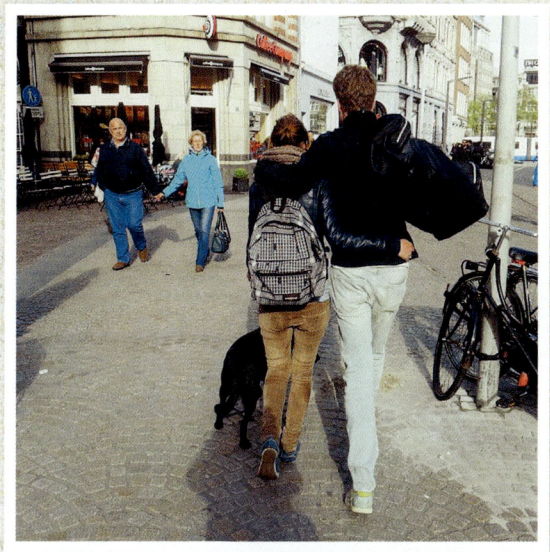

Ich liebe mein
Leben in
Amsterdam sehr!
Stadtspaziergang
mit Daan und
Tirza

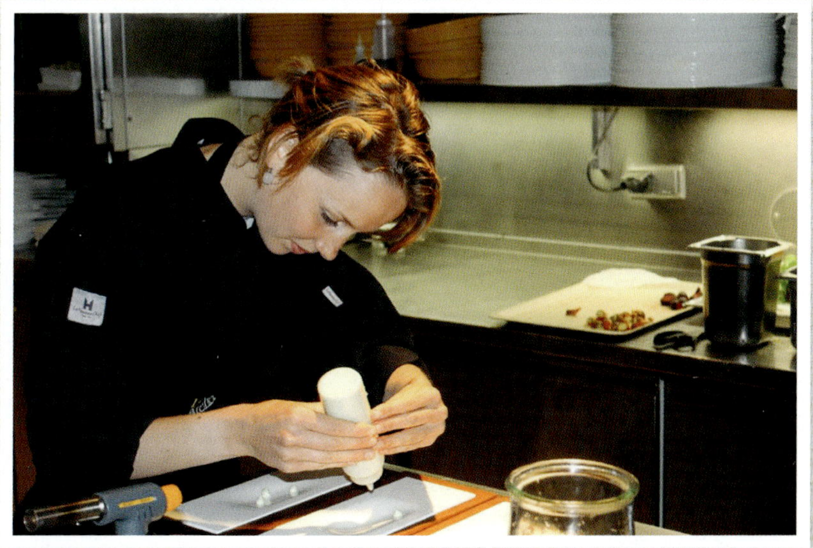

Bei der Arbeit

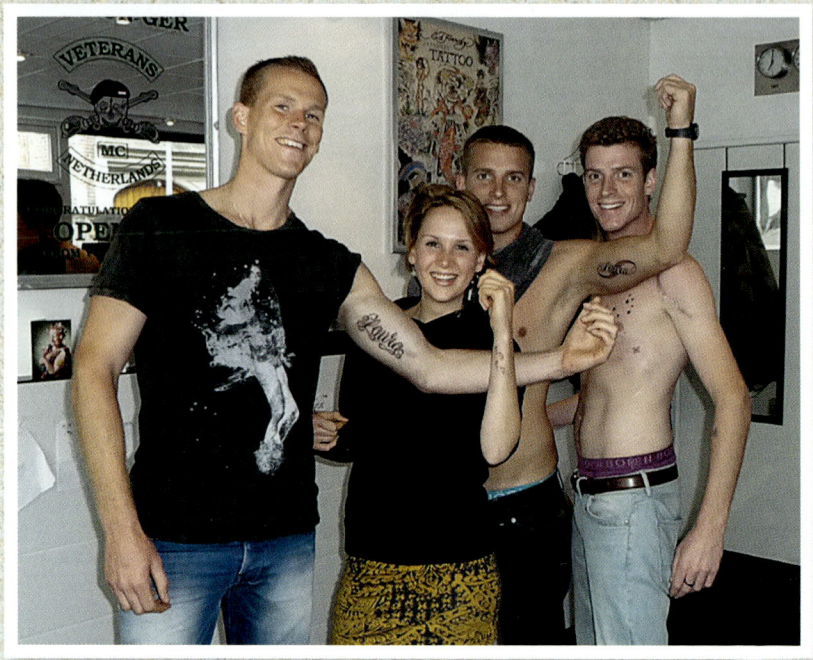

Wir sind stolz auf unsere neuen Tatoos – Zeichen unserer
ewigen Verbundenheit

1

**»Zeg bedankt tegen het leven, voor de liefde
en het licht.«**
**[Bedanke dich beim Leben, für die Liebe
und das Licht.]**

Marco Borsato (Droom, Durf, Doe en Deel)
[Träume, Wage, Tue und Teile]

Am 14. Juni 2012 kommt der Tag, von dem ich lange dachte, dass
ich ihn nicht mehr erleben werde. Mittags lese ich auf der Home-
page meines Gymnasiums die gute Nachricht: Ich habe das Abitur bestanden. Das ist zwar eigentlich keine große Überraschung,
weil meine Noten immer gut waren, trotzdem ist die Spannung,
die sich in den letzten Jahren in mir angestaut hat, und die nun
von mir abfällt, groß. Ich muss lachen, als ich die Seite schließe.
Mama stellt sich neben mich.

»Bestanden, bestanden! Ich habe bestanden!«, juble ich. Sofort
renne ich hoch und hole die Fahne vom Dachboden, um sie am
Haus aufzuhängen, wie es alle hier machen, wenn sie ihre Prüfungen bestanden haben. Als sie schließlich draußen hängt, und ich
außer mir vor Freude von Mama und mir Fotos vor der Flagge

gemacht habe, fallen wir uns in die Arme. Wir weinen. Ich denke an die letzten Jahre zurück. Ich hätte nicht mehr geglaubt, dass ich irgendwann Abitur machen, geschweige denn die Flagge hissen würde. Es ist, als würde etwas im Leben geschehen, von dem man niemals gedacht hatte, dass es eintreffen würde. Mehr noch, von dem man sich sicher war, dass es dafür zu spät ist. Zeit, mit meiner Zeit in der Oberstufe, am Gymnasium und vor allem mit meiner Krankheit abzuschließen.

Seit ein paar Monaten trägt Jim ein Tattoo auf dem Arm, ich bin mit ihm ins Tattoo-Studio gegangen. Er hat sich für den in arabischen Zeichen geschriebenen Begriff *Inschallah*, so Gott will, entschieden. Während seiner Zeit in Afghanistan, wo er mit Übersetzern durch das Land gezogen ist, hat er gelernt, wie wichtig der Ausdruck *Inschallah* ist. Auch alles andere, was er in seinem Leben erfahren hat, hat ihm gezeigt, welch große Bedeutung dieses *Inschallah* hat. *Inschallah*. Um den Islam besser zu verstehen, hatte er kurz zuvor den Koran gelesen. In unserer westlichen Gesellschaft wird der Islam häufig falsch verstanden, und ich wollte mir selbst eine Meinung bilden. Ich finde es schön zu sehen, dass im Koran und in der Bibel die gleichen Propheten vorkommen. Obwohl ich kurz nach der Geburt in einer christlichen Kirche getauft wurde, glaube ich an den einen universellen Gott, der verschiedene Namen hat. Letztendlich geht es um Liebe, um das, was jeder Mensch in sich trägt, und um alles, was die Welt göttlicher macht. Ich habe das Gefühl, dass jeder Mensch seinem oder ihrem Gott den Namen gibt, mit dem er oder sie sich am besten identifizieren kann, der ihn oder sie inspiriert und leitet.

Als ich mit Jim in das Studio ging, spielte ich bereits mit dem Gedanken, mir auch ein Tattoo machen zu lassen, wenn ich das Abitur bestanden hätte. *Inschallah* würde auch zu mir passen, doch das Gefühl der Unendlichkeit ∞, passt noch besser, denn dieses Gefühl hat mir in der letzten Zeit geholfen, am Leben zu bleiben.

Die Unendlichkeit des Lebens, mein Glaube an den Himmel, der auf dieses Leben folgt.

»Ich weiß schon, was ich will«, sage ich, während ich Jim ansehe, »das Unendlichkeitszeichen. Ein ganz kleines, hier.« Ich deute auf die Unterseite meines linken Handgelenks. Links ist die Seite des Gefühls, und außerdem kann ich dann bei einer wichtigen Bewerbung das Tattoo mit meiner Armbanduhr verdecken.

Am 14. Juni lasse ich mir also ein kleines Tattoo auf mein linkes Handgelenk machen. Das Unendlichkeitszeichen als Erinnerung an die Unendlichkeit. Ich möchte mich immer daran erinnern, was die letzten Jahre mit mir gemacht haben: Sie haben Vertrauen, Kraft und Lebenslust in mir geweckt. Das Symbol soll mich außerdem darauf hinweisen, dass auf dunklere Zeiten immer wieder hellere folgen. Daneben sehe ich die Unendlichkeit als Ode an das Leben: Den Tod in seiner allgemeinen Bedeutung gibt es für mich nicht. Endlichkeit ist eine menschliche Illusion, wir glauben, sterblich zu sein, doch wir sind unsterblich. Das Leben und ich sind eins. Ich kann mein Leben nicht verlieren, weil ich Teil des Lebens bin. Ich kann zwar meinen Körper zu einem bestimmten Zeitpunkt zurücklassen, doch das Leben wird immer weitergehen. Nicht in einem klopfenden Herzen, sondern in einer Seele. Wir sind weder losgelöst vom Leben, noch können wir es beeinflussen. Es ist ein Teil von uns, an dem wir aber dennoch festhalten, wenn wir diese Erde verlassen. Mein klopfendes Herz gehört dem Hier und Jetzt, doch mich selbst wird es jetzt und immer geben. Man kann das Leben nicht verlieren, man kann es nur loslassen.

Die Maschine wird eingeschaltet. Die Nadel beginnt, Tinte in meine Haut zu spritzen. Mit jedem Stich wird das ∞-Zeichen deutlicher. Mein linkes Handgelenk wird mit der Unendlichkeit gekennzeichnet. Bereits vor drei Jahren hat sich dieses Symbol in mein innerstes Wesen eingraviert.

2

>»One hand in the air for the big city. Street lights, big dreams, all looking pretty. No place in the world that can compare. Put your lighters in the air.«

Alicia Keys (Empire state of mind)

Aus medizinischer Sicht geht es mir gut. Zurzeit habe ich alle vier Monate eine Kontrolluntersuchung, sie waren bisher ohne Befund. Es ist Zeit, mein Studium zu planen, und ich denke nicht lange nach bei der Wahl des Studienfaches. Es wäre schön, wenn ich sagen könnte, ich hätte Kunstgeschichte aus einer tief verwurzelten Leidenschaft für die Kunst heraus gewählt. Doch so ist es nicht. Ich hätte mich ebenso gut für Mathematik oder Soziologie entscheiden können. Ich kann an einer Sache erst dann wirklich Freude haben, wenn ich alles darüber weiß. Worum es sich dabei handelt, ist dann ziemlich egal.

Obwohl ich mich für die verschiedensten Fachgebiete interessiere, passt das Studium gut zu mir. Seit es den Menschen gibt, ist er künstlerisch tätig, um seine Gefühle im Zusammenhang mit dem Übernatürlichen, zwischenmenschlichen Beziehungen oder dem Leben an sich zum Ausdruck zu bringen. Es fesselt mich ungemein, wie sich die Ausdrucksformen dafür im Lauf der Zeit gewandelt haben. Aus einer Reihe von Gründen habe ich mich gerade für Kunstgeschichte entschieden. Die berufliche Perspektive spielt bei mir kaum eine Rolle, weil ich nicht weiß, wie lange ich noch leben werde. Ein Grund ist jedenfalls, dass es eine kleine Fakultät ist und ich kleine Gruppen bevorzuge. Ich möchte nicht in der Anonymität als eine unter vielen studieren.

Am liebsten würde ich ins Ausland gehen, England würde mir als Auftakt zu meinem neuen Leben gefallen. Ich traue mich wieder, nach vorne zu blicken, habe das Stillhalten der letzten Jahre satt. Die Landschaft, die ich hinter mir lasse, ist von meiner Krankheit geprägt. Ich möchte über die Grenzen meiner Stadt und der Niederlande, wo meine Wege mir bereits vorgezeichnet erscheinen, hinausschauen können. Ich träume von einem Leben im Ausland, davon, noch einmal wie ein Kind zu staunen, eine Erfahrung, die ich heute oft vermisse. Die englischen Universitäten verlangen Motivationsschreiben und Schulzeugnisse. Wenn ich abends meine Studienpläne durchgehe und meine Finanzen regele, sehe ich mich selbst, wie ich im kommenden Studienjahr Abend für Abend lerne. Ich sehe mich bereits in einer kleinen englischen Kneipe arbeiten. Ich sehe, wie ich durch die Straßen laufe und mir das neue Land zu eigen mache. Ich sehe, wie mich die neue Kultur erstrahlen lässt, während sie zu der meinigen wird. Im ersten Jahr werde ich einem *goodlooking* jungen Engländer begegnen, einem Seelenverwandten. Das Leben wird sich von seiner besten Seite zeigen. Ich möchte ein Leben, das ganz anders ist als mein altes, in dem ich Angst vor der Zukunft habe. Ich wünsche mir ein Leben, in dem ich keine Ahnung habe, ob es eine Zukunft gibt oder vielleicht auch nicht, ein Leben, in dem ich einfach den Moment genieße und all die Dinge tue, die ich normalerweise nicht tun würde. Ich möchte ein völlig anderes Leben und mich dabei mitnehmen. Ich kann auf mich bauen: Ich bin allem gewachsen. Ich bin jung, und ich möchte spüren, dass die Welt mir in ihrer ganzen Größe zu Füßen liegt.

Als ich nach der Auswahlphase von drei verschiedenen Universitäten angenommen werde, scheint der Weg frei zu sein.

Schließlich macht mir die Höhe der englischen Studiengebühren einen Strich durch die Rechnung: Ich bekomme das finanziell nicht hin. Jetzt liebäugele ich mit Amsterdam, der Stadt, die mich noch am meisten ans Ausland erinnert. Mit dieser Stadt verbinde ich Erinnerungen an meine frühe Jugend, als Mama mich in den Rotlichtbezirk *De Wallen* mitgenommen hat, weil ich sehen wollte, was ich aus dem Fernsehen kannte. Oder daran, wie ich mit Dorien dort *Koninginnedag* gefeiert habe. Aber es sind gleichzeitig auch zu wenige Erinnerungen, als dass mir die Stadt wirklich vertraut wäre, und das genau suche ich. So kann ich in meiner zukünftigen Heimatstadt meine eigene Geschichte schreiben.

Im Nachhinein kann ich nur dankbar dafür sein, dass die Studiengebühren in England so hoch waren. Es ist ein Segen, dass ich nicht so weit von zu Hause weggegangen bin. Ich habe inzwischen meinen Platz in einer Stadt gefunden, die die meine ist, und gleichzeitig bin ich in der Nähe meiner Liebsten.

Erstaunlich schnell finde ich ein Zimmer in einem Studentenwohnheim in Amsterdam, und so beginnt mein Leben als Studentin. Amsterdam zeigt sich mir in all seiner Schönheit, und auch die Universität ist ein Ort, an den ich gerne komme, auch wenn ich mich in den ersten Monaten noch nackt und ungeschützt in dieser Stadt fühle, in der ich noch keine eigene Identität aufgebaut habe.

Ja, ich fühle mich ungeschützt so ganz ohne Krankheit. Mir wird deutlich, dass mich der Krebs auch reicher gemacht hat und mir zeigt, dass jeder Aspekt des Lebens einen eigenen Wert hat. Während der Vorlesungen über mittelalterliche Kirchen, Grundrisse, Stadtpläne und die Renaissance denke ich an die Zeit, die hinter mir liegt. Sind das die Werte meines Lebens? Passt mein Leben zu einer universitären Denkweise mit wenig Raum für Gefühl und Intuition? Ist hier der Ort, an dem ich etwas über Liebe und Glück sowie über das Leben mit all seinen Facetten lernen kann? Die Antwort kenne ich noch immer nicht. Die Lektionen, die ich in meinem früheren Leben über das Glück gelernt habe, habe ich in mein neues Leben mitgenommen, ich konnte gar nicht anders. So gerne ich auch mit allem abschließen würde, so gerne ich auch ohne den Krebs, ohne den Tod, dem ich ins Angesicht geblickt habe, und ohne die Bilder aus dem Krankenhaus, die sich mir auf die Netzhaut gebrannt haben, leben möchte, es geht nicht, weil die Krankheit mir auch viel gegeben hat. Weniger denn je erscheint es mir möglich, mit der Vergangenheit abzuschließen. Und es ist nicht schlimm, ich nehme sie einfach mit.

Die Wand, die zwischen meinem akademischen Leben und dem Leben von einst steht, ist zwar hoch, manchmal erscheint sie mir aber auch beängstigend niedrig. Am ersten Tag in meinem Studentenzimmer bemerke ich, dass ich gegenüber vom Antoni-van-Leeuwenhoek-Krankenhaus wohne. Von meinem Schlafzimmer aus kann ich die Ärzte herumlaufen sehen. Wenn ich die Trambahn in Richtung Stadtzentrum nehme, steigen regelmäßig Frauen mit Bandanas auf dem Kopf aus, die auf dem Weg zur nächsten Chemo sind. Und die Vrije Universiteit befindet sich gleich neben dem VU-Krankenhaus, das wiederum neben dem VUmc Cancer Center liegt.

Das Zimmer, das ich gemietet habe, ist elf Quadratmeter groß und bietet somit wenig Platz für Bewegung: Ich bin buchstäblich in zwei Schritten am anderen Ende des Raums. Doch das Studentenleben gibt mir innere Freiheit. Das Gebäude war früher einmal ein Krankenhaus – wieder so ein bizarres Zusammentreffen –, und die ursprüngliche Raumaufteilung ist an einigen Stellen noch zu erkennen. Heute sind die Zimmer alles andere als keimfrei: Es riecht nach Bier, und der Boden ist voller Staubflocken. Das Gebäude wird erst seit Kurzem als Studentenwohnheim genutzt, doch die Bewohner haben bereits ihre Spuren hinterlassen. Die Wände sind in den verschiedensten Farben gestrichen und überall hängen Filmplakate. Die Küche ist groß, und so gibt es auch viel Platz für dreckiges Geschirr und anderen Kram. Ein guter Ort für den Studienbeginn, doch mein Zuhause wird er niemals werden. Mein Zimmer steht in totalem Kontrast zum Rest des Wohnheims: Wenn man hereinkommt, leuchten einem weißgetünchte Wände entgegen, ich habe gemütliche Kissen auf mein Bett gelegt, und auf dem Boden liegt weißes Laminat. Tagsüber studiere ich am Schreibtisch vor dem Fenster, abends zünde ich Kerzen an und lerne noch ein wenig auf dem Bett. Für ein heimeliges Gefühl gibt es zu wenig Komfort. Ansonsten habe ich wenig übrig für das typische Studentenleben, beziehungsweise für das, was Studenten – oder ihr Umfeld – dafür halten. Ich habe kein Bedürfnis, jeden Abend Bier zu trinken, ständig in der Küche herumzuhängen, tagelang Fernsehserien anzuschauen und dabei ab und an ein wenig zu studieren. Ich weiß nicht, ob es mit meiner Krankheit zu tun hat, dass mir eine in meinen Augen allzu oberflächliche Lebensweise so wenig liegt, oder ob das immer schon in mir gesteckt hat. Lieber genieße ich das Amsterdamer Leben und studiere viel, als abends auszugehen und am nächsten Tag mit einem Kater aufzuwachen.

Mit Roos, einer Freundin, die ich in den ersten Monaten kennenlerne, verstehe ich mich besonders gut. Roos wohnt im gleichen Wohnheim und hat eine ähnliche Einstellung zum Leben: Beide sind wir ernsthaft, arbeiten hart und genießen es, Zeit zusammen zu verbringen. Wir kochen regelmäßig zusammen oder trinken Tee, wenn wir nachmittags kurz einmal die Bücher beiseitelegen.

An einem winterlichen Tag sitzen wir in Roos' Zimmer (es ist größer als meins, sodass dort neben ihrem Bett auch noch ein Sofa und ein Tisch Platz finden) und unterhalten uns über die Doku-Reihe *Over mijn lijk*, in der junge Leute mit schweren Krankheiten über ihre Erfahrungen berichten.

»Es ist erstaunlich, wie diese jungen Leute mit ihren Krankheiten umgehen«, sagt Roos.

»Ja, ich finde das auch sehr eindrucksvoll.« Seit drei Jahren sehe ich mir die Sendung an, immer in der Hoffnung, das wiederzufinden, was ich selbst durchmache. Bei jeder Staffel entwickle ich eine emotionale Verbindung zu den jungen Leuten, die porträtiert werden, und wenn einer von ihnen stirbt, trauere ich aus der Ferne mit. Ich suche in der Sendung nach einem Fünkchen von mir selbst. Es ist nicht nur berührend, sondern auch beruhigend für mich zu sehen, dass es mehr Menschen gibt, denen es ähnlich geht wie mir.

Ich zögere kurz, bevor ich weiterspreche. Ich habe ihr bisher noch nichts von meiner Krankheit erzählt. Eigentlich hatte ich mir vorgenommen, meinen neuen Freunden in der neuen Stadt nichts über meine Vergangenheit zu erzählen, doch mit einem Male wird mir klar, dass es dieses Gespräch ohne eben jene Vergangenheit überhaupt nicht gäbe.

»Mit fünfzehn hatte ich Krebs«, sage ich und zeige ihr auf meinem Laptop ein Foto, auf dem ich völlig kahl bin. Roos schweigt für einen Moment.

»Ich habe mich schon gewundert, warum du so erwachsen wirkst.« Roos ist vierundzwanzig. »Außerdem finde ich, dass du der positivste Mensch bist, den ich kenne.«

»Ja, so war es, doch was zählt, ist, wie man mit einer solchen Erfahrung umgeht. Am Ende bin ich schöner und stärker aus den hohen Bergen und tiefen Tälern zurückgekehrt«, antworte ich. Roos ist die Erste in Amsterdam, die weiß, dass ich krank gewesen bin.

Ein paar Wochen später gehe ich in die Küche, um mir etwas zu essen zu machen. Ein Mitbewohner kocht sich gerade Nudeln.

»Was ist das für eine Narbe?« Er zeigt auf die Narbe von meinem Portkatheter, die sich häufig rosa verfärbt, wenn ich in der

Sonne gesessen habe. Ich schlucke. Die Direktheit seiner Frage flößt mir Unbehagen ein.

»Da wurde ich operiert«, antworte ich. Ich bin gespannt, was jetzt kommt.

»Aha, was hattest du denn?«

Ich überlege kurz, wie ich am besten reagieren soll. Eigentlich hätte ich Lust, genauso direkt zu sein wie er. Ihm knallhart ins Gesicht zu sagen: »Krebs«. Doch dafür bin ich zu nett und die Sache zu schwerwiegend. Also entscheide ich mich dagegen und erkläre ihm in ruhigem Ton, woher die Narbe kommt.

Als ich in Amsterdam ins Studentenwohnheim zog, dachte ich, dass nun ein völlig neues Leben beginnen würde. Eine neue Stadt, ein Studium, neue Freunde und ein neues Zuhause. Unter Neuanfang habe ich aber offensichtlich ein neues Leben ohne Vergangenheit gemeint. In der Kleinstadt, aus der ich komme, habe ich mich nicht mehr daheim gefühlt. Und so habe ich einen großen Schritt gemacht und mich dabei doch selbst mitgenommen. Allerdings rückt die Krankheit in der neuen Stadt und im neuen Umfeld immer weiter in den Hintergrund. Langsam bin ich wieder so, wie ich eigentlich bin, ohne dass die Krankheit ständig über mir schwebt.

Ich stürze mich auf mein Studium. Ich erfahre, dass die Menschen von Anbeginn der Zivilisation danach strebten, Spuren des Göttlichen zu finden und ihre eigene Göttlichkeit zum Ausdruck zu bringen. Ich lerne viel über die verschiedensten Kunstrichtungen. Menschen machen nicht »einfach so« Kunst, sondern versuchen auf diesem Weg, etwas über ihr Leben, ihre Vorstellung von Gott oder ihre Gedanken über die Gesellschaft auszudrücken. Und ich komme durch mein Studium in Berührung mit der Schönheit der Welt, wie sie früher war, und entdecke so auch die Schönheit der heutigen Welt. Alles ist Kunst, weil die Menschen Kunst sind. Das Studienfach erscheint mir weniger zufällig gewählt, als ich eigentlich gedacht hatte, weil neben der Theorie und einer wissenschaftlichen Basis auch Gefühl und Ästhetik eine wichtige Rolle spielen.

Meine erste Prüfung ist eine Enttäuschung, weil sie so einfach ist. Wochenlang hatte ich nur noch gelernt und mir keine Pause mehr gegönnt. Ich werde leicht in der vorgegebenen Zeit fertig und verlasse den Raum mit dem Gefühl, dass mich jemand zum Narren gehalten hat. Stundenlang, tagelang habe ich mich hinter meinen Büchern vergraben, und all das nur, um dann eine so einfache Klausur zu schreiben.

Auch wenn die guten Noten wie von selbst hereinflattern, bin ich enttäuscht. Ich hatte gehofft, eine wirkliche Herausforderung zu finden. Und ich erkenne plötzlich, dass ich in den letzten Wochen meine Kreativität gar nicht mehr spüren konnte.

Daher kommt mir ein Link, den Roos mir im Dezember per E-Mail weiterleitet, wie gerufen. »Es gibt eine Schreibwerkstatt in Amsterdam. Hättest du Lust, mitzukommen?«

Im Januar schreiben Roos und ich uns für einen Kursus ›Kurzgeschichten schreiben‹ ein. Ich glaube, ich kann dabei viel lernen.

Im Januar bin ich für ein Wochenende bei meiner Mutter und habe endlich Zeit, auf dem Sofa zu liegen und zu lesen. Unter der Woche habe ich keine Zeit, auch mal einfach nur einen schönen Roman zu lesen. Ich gehe meist um acht Uhr morgens aus dem Haus und komme erst gegen zehn Uhr abends wieder zurück. Es sind ausgefüllte und vor allem sehr interessante Tage. Ich lerne in der Universitätsbibliothek, bin Schriftführerin der Amsterdamer Jugendvereinigung der grünen Partei *GroenLinks* und verabrede mich häufig mit Kommilitonen. Eine kleine Pause auf dem Sofa tut mir also auch mal ganz gut.

»Wenn ich in diesem mörderischen Tempo weitermache, habe ich mit dreißig ein Burnout«, sage ich lachend zu Roos, als ich wieder in Amsterdam bin.

»Kannst du es unter der Woche nicht etwas langsamer angehen lassen?«, fragt Roos.

»Ich weiß ehrlich gesagt nicht, wie das mit dem ruhigen Leben geht. Ich bin es gewöhnt, intensiv zu leben. Das habe ich mir, nach allem was passiert ist, mehr oder weniger so angewöhnt«, sage ich.

»Ich glaube, wir sind beide relativ anfällig für ein Burnout, werden aber trotzdem so schnell keins bekommen, weil wir Dinge tun, die uns am Herzen liegen«, erwidert Roos.

»Vielleicht liegen mir zu viele Dinge am Herzen«, sage ich, während ich an meinen übervollen Terminkalender für die kommenden Wochen denke.

»Du meinst, dass du zu viele Sachen spannend findest?«, fragt Roos daraufhin.

»Ja. Ich habe mir auch schon mal gedacht, dass ich genauso gut Mathematik hätte studieren können, weil es mir, würde ich mich richtig darauf stürzen, auch gefallen würde. Es geht mir nicht darum, was ich tue, sondern wie ich es tue. Und zwar immer: volle Kraft voraus.«

»Hmm, das verstehe ich. Darin liegt auch deine Kraft. Du machst nie etwas nur halb«, sagt Roos. Für einen kurzen Moment schweigen wir beide.

»Sollen wir heute Abend essen gehen?«, fragt sie dann.

Ich antworte, dass ich in anderthalb Wochen Prüfungen habe und außerdem noch ein paar E-Mails beantworten muss.

»Laura, lernen kannst du immer noch. Du musst das Leben auch mal genießen und nicht immer nur vor den Büchern hocken«, erwidert Roos.

Ich weiß, dass sie recht hat. Die Gefahr besteht, dass ich zu viele Pläne mache.

Also gehen wir an diesem Abend in eine nette Pizzeria im Zentrum von Amsterdam.

3

»At the moment of surrender, I folded to my knees. I did not notice the passers-by and they did not notice me.«

U2 (Moment of Surrender)

Der 18. April 2013, ein Donnerstag, beginnt wie ein ganz normaler Tag. Morgens gehe ich früh zur Arbeit. Seit ein paar Monaten jobbe ich in Amsterdam in einer Küche. Meine Liebe zum Kochen hat ganz spontan begonnen, jetzt ist es meine Leidenschaft. Nicht umsonst hatte ich mir damals gewünscht, im Restaurant *De Librije* zu essen. Inzwischen ist mein Niveau sehr gestiegen, und meine Kochkünste gehen über eine gute Lasagne hinaus. Meinen 18. Geburtstag hatte ich bei einem guten Essen mit meinen Freundinnen gefeiert. Ich habe für diesen Abend ein Fünf-Gänge-Diner gekocht, mit Amuse-Bouches, mehreren Kostproben von verschiedenen Hauptgerichten, und selbst gemachten Bonbons zum Kaffee. Ich habe mir das Kochen selbst beigebracht, indem ich Schritt für Schritt immer schwierigere Gerichte zubereitet habe. Jedes Mal, wenn ich Noah und Peter in Frankreich besuche, wühle ich mich mindestens einen Tag lang durch Noahs Kochbücher und Familienrezepte, immer auf der Suche nach den besten Gerichten. Ich koche fast jeden Abend, und nehme mir jedes Mal vor, eine schöne Komposition aus Farben, Konsistenzen und Geschmacksrichtungen auf den Teller zu bekommen. Mit der Hilfe von Jamie Oliver versuche ich, meine Technik zu verbessern.

In Amsterdam ist es mir gelungen, einen Job in der Küche eines Caterers zu ergattern, der gestressten Amsterdamern das Kochen abnimmt. Es ist ein angenehmer Betrieb, der sich ständig weiterentwickelt. Aus meinem enthusiastischen Bewerbungsschreiben weiß Isa, die Chefin, bereits von meiner Leidenschaft für das Kochen. Am Anfang habe ich die Speisen verpackt und ausgeliefert, die morgens von Isa und dem Koch zubereitet wurden. Je mehr der Betrieb in den darauffolgenden Monaten wuchs, desto mehr haben sich auch meine Aufgaben ausgedehnt, und so arbeite ich schließlich zwei ganze Tage pro Woche in der Küche. Ich genieße das Zerkleinern des Gemüses, das Zubereiten der Soßen, das Anrichten der Speisen und meine Liebe für die Zutaten.

Ich kann mich noch genau erinnern, was wir am 18. April gekocht haben: Es standen herrliche Falafel mit Tahin-Soße auf der Speisekarte. Das Fleischgericht habe ich vergessen, weil ich Vegetarierin bin und ich mich nur noch an das Falafelsandwich erinnere, das ich an dem Abend gegessen habe.

Als ich mit dem Bus nach Hause fahre, sehe ich, dass Mama angerufen hat. Wahrscheinlich geht es um den Bericht des Onkologen, denke ich. In der letzten Woche wurde bei mir eine Computertomografie gemacht, und der Onkologe ruft immer in der darauffolgenden Woche an und teilt das Ergebnis mit. Ich beschließe, abends zurückzurufen. Ich bin nicht sehr neugierig, es ist bestimmt alles in Ordnung. Als ich aus dem Bus steige, treffe ich jemanden aus meinem Studentenwohnheim und vergesse den Anruf.

Mittlerweile habe ich immer weniger Lust auf die Kontroll-untersuchungen, die ich ungefähr alle vier Monate machen muss-te, um sicherzugehen, dass der Krebs nicht wiedergekommen ist. Die Untersuchungen passen nicht mehr in das Leben, das ich mir gerade aufbaue, und das einfach ganz normal sein soll. Papa sollte mich zur Computertomografie begleiten, und wir hatten abge-macht, an diesem Tag noch etwas Schönes zu unternehmen. Beim Onkologen waren wir bereits nach fünf Minuten fertig. Es war schließlich nicht nötig, lang und breit über meine Gesundheit zu sprechen: Es ging mir gut, und ich hatte Energie für zehn. Nach dem Termin aßen wir in der Stadt zu Mittag und besuchten das Groninger Museum, wo ich meine frisch erworbenen Kunst-kenntnisse an Papa weitergeben konnte. Wieder zurück im Auto unterhielten Papa und ich uns über den Einfluss, den der Krebs noch immer auf unser Leben hatte.

»Ich weiß nicht, wie ich das richtig ausdrücken soll«, sagt Papa und schluckt kurz, »aber deine Brust sieht richtig schön aus.«

Ich muss lachen. Bei der Untersuchung durch Doktor Veen-stra hat Papa nach langer Zeit mal wieder meine Narbe und vor allem auch meine linke Brust gesehen, die verschont geblieben ist.

»Na, vielen Dank, Papa.« Meine Freundinnen erzählen mir immer, dass sie, selbst wenn sie auf Toilette gehen, die Tür vor ih-ren Vätern versperren, doch seit er mich als Fünfzehnjährige ge-waschen hat, kennen wir keine Scham mehr voreinander.

»Mir gefällt die operierte Brust aber nicht so richtig, viel-leicht lasse ich sie mir irgendwann wiederherstellen, und gleich noch vergrößern«, sage ich. Auch wenn das Loch inzwischen ein ganzes Stück kleiner geworden ist, seit ich mich damals vor dem Spiegel so erschreckt habe, ist es immer noch ein Loch. Ich sehe mir meine halbe Brust immer noch ungern an, doch mittlerweile gehört sie zu mir, schließlich gibt es einen konkreten Grund dafür, dass ich dieses Loch und diese Narbe habe.

»Ja, das kann ich verstehen. Trotzdem finde ich den Anblick deutlich weniger schlimm, als ich anfangs befürchtet hatte, nachdem der Chirurg gesagt hatte, dass vielleicht die ganze Brust entfernt werden müsste.«

»Vor allem wird es spannend, wenn ich einmal mit einem Jungen zusammen bin«, füge ich hinzu.

»Ja, du wirst es in bestimmten Momenten immer wieder erklären müssen«, sagt Papa.

Dann unterhalten wir uns noch über das Leben im Allgemeinen und darüber, wie gut es mir geht.

Eine Woche später mache ich also die leckersten Falafel der Welt. Gegen fünf Uhr sitze ich mit meinem wunderbaren Essen in der Hand in der Sonne. Für den Abend habe ich mir vorgenommen, zu lernen. Mein Telefon klingelt. Mama ist dran.

»Liebling«, sagt sie, »kannst du bitte aufmachen? Papa und ich stehen vor der Tür.« Ich weiß schon, was kommt. Doch ich glaube es nicht. Nicht jetzt. Nicht schon jetzt. Ich wusste es, schießt es mir gleichzeitig durch den Kopf. Ich wusste es die ganze Zeit. Aber doch bitte nicht jetzt. Die letzten Monate waren so intensiv und wertvoll, so voller Leben. Ich gehe zum Spiegel und schaue in mein tränenüberströmtes Gesicht. Ich renne zum Lift. Doch ich glaube es erst, als ich ihnen unten in die Arme falle.

»Was ist? Was ist denn los?«, weine ich, während ich in den Armen meiner Eltern liege.

Wir stehen zu dritt in dem Gebäude, das mein neues Leben verkörpert hat, und weinen über den Krebs, der wieder aufgetreten ist. In meinem Zimmer weinen wir weiter.

Mitten im tiefsten Kummer sage ich: »Mama, Papa, ihr sollt wissen, dass ich auf dem absoluten Höhepunkt aufhöre. Ich bin so glücklich, ich höre auf dem absoluten Höhepunkt auf.« Wir trinken Tee, Kaffee und Wasser, und ich packe meine Sachen. Auf meinem Schreibtisch, zwischen den Büchern, finde ich eine Karte, die aus meinem Terminkalender gefallen ist: »*I've lived a life that was full, I travelled each and every highway. And I did it my way.*« Ich klappe meine Studienbücher zu und stelle sie in den Bücherschrank.

»Möchtest du die nicht lieber mitnehmen, Laura? Dann hättest du ein wenig Ablenkung«, sagt Papa.

Ich schüttle den Kopf. »Warum sollte ich noch studieren?« Meine Stimme bricht, als ich das sage. Die interessanten philosophischen Gedanken und Kunstströmungen des 19. Jahrhunderts kümmern mich auf einmal nicht mehr. Dieser Moment, das Hier und Jetzt, ist das Einzige, was zählt. Wichtig sind nur noch die Dinge, die nichts mit unserem öffentlichen Leben zu tun haben, sondern diejenigen, die nach essentiellen Werten, nach Leben und Tod fragen.

Ich schließe den Bücherschrank, nehme meinen Koffer und verlasse Amsterdam, die Stadt meines neuen Lebens. Ich habe Metastasen in beiden Lungenflügeln. Der Tumor, der so lange verschwunden war, hat sich wieder ausgebreitet. Was es genau mit den Metastasen auf sich hat, wissen wir noch nicht. Für Dienstag ist ein ausgiebiges Gespräch mit dem Onkologen geplant.

Noch im Auto rufe ich meine Brüder an. In den folgenden Tagen informiere ich alle mir nahestehenden Menschen persönlich über den Krebs. Am Freitag verbringe ich einen sehr intensiven Abend im Kreise meiner Eltern und meiner Brüder. An solchen Abenden können wir wieder eine richtige Familie sein. In einer Welt mit Krebs gibt es keine Trennung, es gibt nur Verbindung.

Montag fahre ich nach Amsterdam, um meinen Bekannten dort von den schlechten Neuigkeiten zu berichten. Viele Freunde und Mitbewohner wussten noch nicht einmal, dass ich vor drei Jahren schwer krank gewesen war, aber ich muss ihnen sagen, dass ich jetzt Metastasen habe. Ich erzähle meinen Hausbewohnern die Geschichte in fast schon klinischem Stil. Es ist für mich beinahe normal geworden, von den Metastasen zu erzählen, weil dies mit einem Male auch wieder zu einem Teil meines Lebens geworden ist. Ich telefoniere mit Verwandten und erhalte eine E-Mail von dem Onkel, der mich gleich in der ersten Woche meiner Fahrradreise Montour vom Mont Ventoux an begleitet hat. Er schreibt, dass ihm die Worte fehlen, und dass er gerne eine Anzeige aufgeben würde: »Lebenslustiger Geist sucht neuen Körper.«

Am Dienstag bin ich bereit für das Gespräch mit dem Onkologen. Ich will genau wissen, wie die Tumoren aussehen, was ich tun kann und ob überhaupt noch etwas zu machen ist.

An diesem Tag haben wir unseren ersten Termin mit dem Onkologen in Groningen. Vielleicht handelt es sich ja nur um eine Verwechslung, denke ich noch, während wir im Auto sitzen. Vielleicht wurden meine Bilder mit denen eines anderen Patienten vertauscht, der in diesem Moment keine Ahnung von dem schweren Schicksalsschlag hat, der sein oder ihr Leben getroffen hat. Zu dritt steigen wir die Treppen der Kinderpoliklinik hinauf. Weil ich erst fünfzehn war, als ich Krebs bekam, wurde ich immer in der Kinderpoliklinik behandelt. Beim Betreten leuchten uns schon die fröhlichen Farben entgegen. Hier sitzen wir also. Hier sitzen wir also schon wieder. Der Onkologe wird per Piepser verständigt, weil unser Termin außerhalb seiner Sprechzeiten liegt. Die Empfangsdame bringt uns in einen Raum. *Den* Raum. Den Raum, in dem wir früher schon mal gesessen haben, als wir erfuhren, dass ich einen bösartigen Tumor habe. Meine Eltern sehen erst sich, dann mich an, und wir brechen in Lachen aus, ein Lachen, das sowohl unsere Nervosität wie auch die Ironie der Situation widerspiegelt. Die Luft in dem fensterlosen Zimmer ist stickig. Auf dem Tisch steht eine Box mit Taschentüchern.

Die Tür wird geöffnet und Doktor Veenstra betritt mit einer Krankenschwester den Raum. Noch so ein Déjà-vu: Vor dreieinhalb Jahren saßen wir hier in der genau gleichen Konstellation, mit demselben Arzt und derselben Krankenschwester.

»Was für eine große Scheiße, dass wir uns hier wieder treffen, junge Dame.« Ja, das ist wirklich scheiße. Ich will hier nicht sein, nicht ausgerechnet jetzt, in der Blüte meines Lebens. Wir sehen uns die CT-Bilder von den Metastasen genauer an. Es sind acht kleine Knubbel, die mir nun wohl tatsächlich das Leben verpatzen werden. Ich kann nicht mehr länger so tun, als wären das die Bilder von jemand anderem: Mein Name steht darauf und es gibt nur sehr wenige Menschen, denen gleich drei Rippen fehlen.

Im Laufe des Gesprächs kristallisieren sich drei Optionen heraus. Der größte Tumor, der dank meiner vierteljährlichen Kontrolluntersuchungen noch nicht so riesig ist, befindet sich an der Stelle in meinem Körper, an der ich operiert wurde. Option eins wäre daher, diesen Tumor operativ zu entfernen, um ihn danach genauer zu untersuchen. Option zwei wäre die Bestrahlung von möglichst vielen Tumoren. Weil die Krebsart, die ich habe, sehr selten ist, hat sich Doktor Veenstra mit Ärzten aus dem Ausland beraten. Es ist unklar, ob die Tumoren auf Bestrahlung reagieren. Ich möchte wissen, wie sinnvoll eine Behandlung nach einem Rückfall überhaupt ist. Ich möchte nicht von einer Erkrankung zur nächsten leben.

Es besteht wenig Hoffnung auf Heilung, und so hieße die dritte Option, sich für keine der beiden Behandlungen zu entscheiden. Chemotherapie käme für mich sowieso nicht infrage, weil die bei meiner ersten Erkrankung keinerlei Wirkung auf den Tumor gezeigt hat.

Als sich das Gespräch dem Ende zuneigt, sagt der Onkologe: »Nimm dir für deine Entscheidung die Zeit, die du brauchst. Dieser Schritt will gut überlegt sein. Doch ich möchte dir auch raten, damit nicht zu lange zu warten, weil dein Leben jetzt nach einer Entscheidung verlangt. Aber was du auch immer tun wirst, es ist *deine* Entscheidung, und es wird eine gute Entscheidung sein.«

Und so verlassen meine Eltern und ich das Krankenhaus. Einerseits furchtbar traurig, weil die Heilungschancen so gering sind, andererseits voller Hoffnung, weil es eine kleine Chance auf Heilung gibt. Vor allem die Menschen, die mir nahestehen, halten sich an ihr fest, weil Hoffnung nun mal zum Leben gehört. Ich selbst weiß allerdings, dass ich für eine ungefähr zehnprozentige Überlebenschance meinen Körper nicht noch einmal malträtieren lassen möchte. Es ist eben das zweite Mal, und das macht eine »Entscheidung« – ich setze das Wort in Anführungszeichen, weil ich nicht genau weiß, ob es sich hier überhaupt um eine wirkliche Entscheidung handelt – schon deutlich schwieriger. Ich weiß, wie es sich anfühlt, todkrank zu sein. Ich weiß, was es bedeutet, sein Leben wieder auf die Beine stellen zu müssen. Eine unbefangene Entscheidung ist nicht möglich, und dennoch steht für mich bereits jetzt fest, dass »Hoffnung« und »Qualität« zu Schlüsselwörtern in meinem Leben werden müssen. Die Hoffnung, dass die Behandlungen, für die ich mich entscheiden kann, etwas bewirken werden. Hoffnung, dass ich mit der Situation umgehen kann. Hoffnung, dass es mir wieder besser gehen wird. Ohne Hoffnung kann und will ich nicht leben. Aber Qualität ist auch ein hohes Gut: Die mentalen Qualitäten als Voraussetzung dafür, mit der Situation umgehen zu können – und die habe ich. Und dann sind da noch die körperlichen Qualitäten – und die sind mindestens genauso wichtig.

Die Worte des Onkologen hallen noch lange in meinem Gedächtnis nach. Einen entscheidenden Unterschied gibt es jedoch inzwischen: Ich bin jetzt offiziell erwachsen und werde meine eigenen Entscheidungen treffen müssen. In den letzten dreieinhalb Jahren habe ich mich unbewusst auf diese Situation vorbereitet. Ich bin sehr viel selbstständiger geworden und weiß, dass ich diese Entscheidung auf mich nehmen kann. Ich spreche darüber mit meinen Eltern, meinen Brüdern und mit meinen Freunden. Ich rede über die Vor- und Nachteile, über mein Gefühl und über das Leben. Ich rede über den Tod, über Freundschaft und

Entscheidungen, die jeder irgendwann in seinem Leben treffen muss. Und ich bin mir während all dieser Gespräche immer bewusst, dass ich trotz aller Unterstützung meine Wahl alleine treffen muss. Das ist zwar einerseits belastend, verleiht mir aber auch eine gewisse Freiheit. Durch alles, was geschehen ist, weiß ich inzwischen, dass ich nichts falsch machen kann, weil Entscheidungen schlichtweg niemals falsch sein können. Ich habe mich zwar ein Jahr nach der Chemotherapie immer wieder gefragt, ob ich den richtigen Weg gewählt habe. Schließlich hat mir die Chemo ja nicht geholfen. Aber was ist eigentlich eine falsche Entscheidung? Ich wusste damals nicht, was auf mich zukommen würde. Mein damaliges Ich wählte das bestmögliche Vorgehen, auch wenn mein heutiges Ich es anders gemacht hätte. Aber was man auch beschließt, es ist immer gut. Man weiß ja nicht, ob der andere Weg der bessere gewesen wäre, weil man ihn nun mal nicht gegangen ist. So einfach ist das. Man weiß es nicht. Das Einzige, was man weiß, ist, dass man sich für irgendetwas entschieden hat, dass man zu irgendetwas voll und ganz Ja gesagt hat.

4

»Please dont't give up the fight. For no reason, but
your own. I never said that the fight would be easy.
Because it won't.«

Racoon (Don't give up the fight)

Zwischen dem ersten und zweiten Gespräch mit dem Onkologen habe ich mir über vieles Klarheit verschafft. Sollte es sich
auch nach den Beratungen mit den Ärzten aus dem Ausland be-
stätigen, dass die Heilungschancen so gering sind, werde ich mich
keiner Behandlung mehr unterziehen. Sollten die Behandlungen
nur einen Aufschub bewirken, will ich ebenfalls keine Therapien
mehr. Diese Gedanken habe ich glasklar im Kopf, und doch habe
ich Angst, sie auszusprechen.

Am Abend vor dem zweiten Gespräch spaziere ich mit Daan
durch den Wald. »Ich habe einen Entschluss gefasst, und ich bin
mir sicher, du weißt, welchen«, sage ich zu ihm.

»Ja, Laura, ich weiß es. Du musst deinen eigenen Weg gehen,
das ist das Einzige, was im Leben zählt.«

»Ich habe Angst, dass es so aussieht, als würde ich aufgeben,
obwohl ich doch noch so viel wie möglich aus allem herausholen
will.«

»Man kann es von zwei Seiten betrachten. Du entscheidest dich, für Lebensqualität zu kämpfen. Es hat keinen Sinn, nur wegen der anderen in eine Therapie einzuwilligen.«

»Manchmal kommt es mir so vor, als würde die Gesellschaft von mir erwarten, dass ich mich schulmedizinisch behandeln lasse. Ich finde es daher ungewöhnlich mutig von meinem Onkologen, zuzugeben, dass er nicht weiß, ob er mir helfen kann. Es würde sonst so aussehen, als würde ich mich für meinen eigenen Tod entscheiden, weil ich die Therapien ablehne.« Tränen laufen mir über die Wangen. »Manchmal hört man auf der Beerdigung eines Krebspatienten«, fahre ich fort, »dass der Verstorbene ein richtiger Kämpfer war, der alle Behandlungen ausgeschöpft hat, es aber leider trotzdem nicht geschafft hat. So jemand wird als echter Kämpfer angesehen. Aber was bin ich dann? Bin ich jemand, der einfach das Handtuch wirft, weil ich nicht vorhabe, für eine minimale Überlebenschance in den Ring zu steigen? Bin ich eine Verliererin, wenn ich mich anstatt für ein paar zusätzliche Monate für Qualität entscheide?«

»Es gibt keine Gewinner und Verlierer, das weißt du doch. So lebst du, Laura. Deine Entscheidung zeugt von Liebe zum Leben, und sie zeigt, dass du keine Angst vor dem Tod hast.«

Immer öfter denke ich, dass es nichts zu verlieren oder zu gewinnen gibt. Ich muss mich von allem befreien, von dem ich glaube, dass es dazu eine allgemeingültige öffentliche Meinung gibt.

»Vielleicht sehe ich mich als Verliererin«, murmele ich, »weil ich immer alles hundertprozentig machen will. Ich will als Gewinnerin sterben.«

Wir spazieren weiter. Morgen sieht die Welt wieder anders aus, dann werde ich meine Entscheidung getroffen haben, aber jetzt genießen wir den erwachenden Frühling, der vielleicht mein letzter sein wird.

»Daan, darf ich dich noch etwas anderes fragen? Ich möchte einen Hund haben«, sage ich entschlossen, während ich mir die

Tränen von den Wangen wische. »Ich will nicht mehr alleine sein. Ich möchte einen bedingungslos treuen Freund neben mir haben.«

»Gute Idee. Bestimmt einen großen, oder? Einen Labrador?«

Ich fange an zu lachen. »Woher weißt du das denn schon wieder? Ich habe im Internet gesucht«, sage ich und bin mir mit einem Male im Klaren darüber, dass ich innerlich schon längst beschlossen habe, mir einen Hund zuzulegen. »Und ich habe auch schon Kontakt mit dem KNGF aufgenommen, diesem Fonds für Begleithunde, der Blindenführhunde und Assistenzhunde trainiert. Ich hätte Anspruch auf so einen Assistenzhund, und er könnte mir Gesellschaft leisten. So ein Hund ist richtig gut erzogen, das macht es für mich sehr viel einfacher. So bin ich mir ganz sicher, dass ich den Umgang mit dem Hund in vollen Zügen genießen kann.«

»Laura«, sagt Daan mit brüchiger Stimme, »du beschäftigst dich mit der Zukunft. Ein Hund für später, wie schön, so etwas von dir zu hören.«

Ich sehe ihn an. Ein Hund ist wirklich etwas für meine Zukunft, wie lange sie auch dauern wird. »Ich beschäftige mich mit einer Zukunft, die kurz ist, aber voller Lebensqualität.«

Am nächsten Tag fahren wir zum zweiten Mal, seit wir von den Metastasen wissen, nach Groningen, um mit dem Onkologen zu sprechen. Im Auto schließe ich die Augen und versuche, ruhiger zu atmen. Ich fühle mich beklommen, möchte das Gespräch aber in entspanntem Zustand führen. Ich möchte innerlich ruhig sein, wenn ich gleich von meiner Entscheidung erzähle. In den letzten Tagen ist mir einiges klar geworden. Ich habe mich an damals zurückerinnert, als ich behandelt wurde – und was noch wichtiger ist, an die Zeit, die danach kam. Ich habe keine Angst vor weiteren Behandlungen, ich weiß, dass mein Körper damit fertigwerden kann. Ich weiß außerdem, dass ich geistige Stärke und einen großen Überlebenswillen habe, und dass ich mich an den kleinen Dingen des Lebens erfreuen kann. Körperlich war es hart, aber geistig konnte ich das Leben in mir und um mich herum genießen. Nein, es sind nicht die Behandlungen, die meine Entscheidung bestimmen. Es ist vielmehr die Zeit nach dem Ende der Therapien, die ausschlaggebend ist. In den letzten dreieinhalb Jahren gab es gerade mal neun Monate ohne das Gespenst Krebs in meinem Kopf. Erst in Amsterdam konnte ich leben, ohne an Krebs zu denken, ohne die Krankheit immer im Hinterkopf zu haben. Dadurch habe ich erst erfahren, wie es ist, zu leben, wie es ist, einfach unbeschwert glücklich zu sein. Ich spüre in mir die Angst vor der Zeit nach den Behandlungen, weil ich keine Kraft mehr habe, diese noch einmal zu bewältigen. Der Tod, der vor dreieinhalb Jahren in mein Leben getreten ist, hat alles verändert. Es ist kaum noch möglich, in einer Welt ohne Tod zu leben.

Als wir das Krankenhaus betreten, fühle ich in mir Ruhe und Kraft. Ich marschiere mit meinen hochhackigen roten Schuhen durch die Klinik. Mit jedem Schritt merke ich, wie meine Ruhe wächst. Mama nimmt meine Hand und drückt sie sanft. Ich mache mich schweigend los und gehe ein Stück voraus. Ich möchte in diesem Moment noch ein wenig in meinem Kokon bleiben, um weiterhin meine Kraft zu spüren. So gehen wir drei in die Poliklinik: ich vorneweg, Papa und Mama Seite an Seite hinterher. In der Klinik werden wir zum Glück in ein anderes Sprechzimmer geführt. Erleichtert sehe ich meine Eltern an.

»Auch wenn die Frage seltsam klingt, aber wie geht es dir gerade?«, fragt Doktor Veenstra, nachdem wir uns die Hand gegeben haben.

»Körperlich geht es mir immer noch wunderbar, nur weiß ich jetzt eben, dass ich wieder krank bin. Auch sonst geht es mir gut, ich fühle mich innerlich sehr ruhig.«

»Du hast in der letzten Zeit bestimmt viel nachgedacht«, sagt Doktor Veenstra. Ich antworte, dass ich tatsächlich sehr viel nachgedacht und in mich hineingespürt habe, dass ich mir aber gerne noch über ein paar praktische Dinge Klarheit verschaffen möchte. Ich frage ihn unter anderem nach meinen Chancen bei einer Bestrahlung, worüber er sich mit internationalen Kollegen beraten hat.

»Durch eine Bestrahlung wird der Tumor nie vollständig verschwinden«, sagt er nach einer kurzen Einleitung mit allerlei anderen Informationen. Die Karten sind in diesem zweiten Gespräch deutlich anders verteilt. »Eine Bestrahlung zögert den Tod also nur hinaus?«, frage ich.

»Ja, so ist es«, antwortet der Onkologe.

»Und eine Operation?«, frage ich, nun, da ich schon mal in Fahrt bin. Ich will in diesem Gespräch jedes Detail über meine Krankheit in Erfahrung bringen. Erst dann kann ich eine wirkliche Entscheidung treffen und werde mich weder fühlen wie jemand, der einfach das Handtuch schmeißt, noch wie eine Kämpferin.

»Ich denke, dass du ein halbes Jahr nach der Entfernung der Tumoren wieder hier wärst.«

»Werden sie immer wieder kommen?«

»Das weiß niemand so genau, aber die Wahrscheinlichkeit ist sehr groß.«

»Okay.« Ich schlucke und nehme meine ganze Kraft zusammen, um weiterzusprechen. »Dann weiß ich, was ich zu tun habe. Ich möchte an der Lebensqualität, wie ich sie in der letzten Zeit erfahren habe, so lange wie möglich festhalten. Gerade weil ich das Leben so sehr liebe, entscheide ich mich für das genaue Gegenteil: den Tod. Ich möchte lieber noch eine Weile aus dem Vollen leben, als hier im Krankenhaus meine letzten Tage zu fristen.« Ich stocke. Nicht einmal meine Eltern wussten, was sie erwartet. Diese Entscheidung wollte ich unbedingt alleine treffen. Meine

Eltern haben mir vollkommen vertraut, und sie wussten, ebenso gut wie ich, dass ich bereit war, meinen eigenen Weg zu gehen.

Ich bin eine Lebenskünstlerin, und genau aus diesem Grund habe ich mich so entschieden. Das Leben ist zu wertvoll, um auf körperliche Qualität zu verzichten. Für mich geht es im Leben um Qualität, nicht um Quantität. Meine letzten Tage verbringe ich lieber mitten im Leben als in der Klinik. Und meine Ansichten zum Verlieren und Gewinnen? Die lege ich, so wie schon ein paar Jahre zuvor, kurzerhand beiseite. In diesem Leben kann man nur gewinnen.

5

**»And time after time you'll hear me say that I'm
so lucky to be loving you. Lucky to be loving
you.«**

Rod Stewart (Time after time)

Nun, da ich weiß, dass ich nicht mehr gesund werde, geschehen in
mir zwei Dinge. Einerseits bin ich traurig, keine Zukunft mehr zu
haben. In Amsterdam hatte ich zum ersten Mal wieder das Gefühl,
voll im Leben zu stehen und noch achtzig Jahre alt werden zu können. Es ist schwer, zu begreifen, dass ich viele Dinge nicht mehr erleben werde. Natürlich kann jeder Mensch morgen sterben, doch
in meinem Leben ist der Tod zum Hauptthema geworden. Für
diesen Prozess brauche ich Zeit. Meine Pläne für die nähere und
fernere Zukunft, zum Beispiel eine Familie zu gründen, einen Be-
ruf zu ergreifen und ein Haus zu bauen – alles Themen, die zwar
noch lange nicht an der Reihe sind, über die man aber immer mal
wieder gerne in Tagträume versinkt –, sind nun zunichte, und das
fühlt sich sehr unwirklich an. Ich hatte große Ziele und sah mich
selbst in ferner Zukunft ein großartiges Leben führen.

Andererseits gibt mir das Wissen, meine letzten Tage zu ver-
leben, sehr viel Kraft. Ich stelle mir jeden Tag aufs Neue die Fra-

ge: Was willst du? Leben? Na dann los, LEBE! Schreib das Wort in Großbuchstaben. Ich finde es wunderbar, lebendig zu sein, und so führe ich mein LEBEN auch – in Großbuchstaben eben. Ich will nicht einfach so vor mich hinleben, ich will aus dem Leben alles herauspressen, bis auf den letzten Tropfen. Ich habe schließlich nur dieses eine Leben. Ein sehr kurzes Leben. Jeden Tag aufs Neue beschließe ich ganz bewusst: Ich will genießen und glücklich sein, das ist schließlich so viel schöner, als um das eigene Dasein zu weinen. Wer bin ich, dass ich mein Licht nicht erstrahlen lassen sollte? Wer bin ich, um meine Talente in Erwartung des Todes ungenützt verkümmern zu lassen? Bin ich nicht auf diese Welt gekommen, um mein Licht erstrahlen zu lassen, um die Welt ein wenig heller und liebevoller zurückzulassen? Ich habe jeden Tag die Wahl. Ich LEBE, mit all meiner Seele und Seligkeit.

Ein paar Stunden nach dem Gespräch mit dem Onkologen ruft Papa an.

»Wie geht es dir, Laura?«

»Ich fühle mich leer, aber ruhig. Ich bin ruhig, weil ich eine Entscheidung getroffen habe. Und du, Papa, wie geht es dir?«

»Ich fühle mich auch leer. Und ich frage mich, was du in der kommenden Zeit tun wirst. Vielleicht wird auch das ein Kampf werden.«

Ich gehe mit dem Telefon am Ohr nach draußen. Ein Schmetterling fliegt an mir vorbei, auf der Suche nach den ersten Frühlingsblumen, die es jetzt bereits gibt. »Es wird alles gut werden, Papa. Ich habe mich gerade für Lebensqualität entschieden, und ich weiß, dass ich diese Entscheidung tragen kann. Ich habe mich nicht umsonst so entschieden, sondern weil ich mich auf die kommende Zeit freue und diese Zeit so schön wie möglich gestalten will. Was ich auch immer tue, ich tue es voller Hingabe.«

»Das kannst du besser als jeder andere, ich weiß das. Ich bin einfach nur furchtbar traurig. Ich möchte aber, dass du weißt, dass wir dich auf dem Weg, den du gewählt hast, gerne begleiten.«

Wir legen auf, und ich laufe zu den Schmetterlingen.

Die darauffolgenden Tage verbringe ich in Amsterdam. Ich gehe einfach wie immer zur Arbeit und finde Ruhe in meiner Stadt. Nach der Arbeit spaziere ich über die Grachten und spüre, wie das Leben langsam in meine Adern zurückkehrt. Es fühlt sich an, als würde ich langsam erwachen, nachdem ich mich aus einer Blase befreit habe.

Ich stehe an einer ruhigen Haltestelle und warte auf die Straßenbahn, die zu meinem Studentenwohnheim fährt. Neben mir auf der Bank sitzt eine Frau, die ein Bandana um den Kopf trägt. Sie wird wahrscheinlich gleich ihre Therapie bekommen oder einen Termin in der Antoni-van-Leeuwenhoek-Klinik haben. Sie wartet nämlich auf die gleiche Tram wie ich, die vor dieser Klinik hält. Ich sehe sie an und würde ihr gerne sagen, dass ich mit ihr fühle, dass ich in der nächsten Zeit an sie denken werde. Das Leben, das sie für mich symbolisiert, scheint mir so viel härter zu sein als das meinige. Vielleicht hat sie noch Hoffnung auf Heilung, doch den Preis, den sie dafür bezahlen muss, finde ich unermesslich hoch.

Ich schlucke meine Worte hinunter. Ich habe keine Ahnung, wie ich ihr sagen soll, dass ich schon mal in ihren Schuhen gesteckt habe. Natürlich nicht in denselben, jeder trägt schließlich seine eigene Marke und Größe, wohl aber sind unsere Schuhe aus dem gleichen Material.

Die Tram lässt lange auf sich warten. Ich wende meinen Blick ab und lasse ihn über den Platz schweifen. Um uns herum fahren Autos, und eine Frau schiebt einen Buggy über den Zebrastreifen. Ich nehme die Frau mit dem Bandana und mich selbst auf diesem verkehrsreichen Platz als Einheit wahr. Uns beide erwartet ein Leben, von dem wir nicht wissen, wie lange es noch dauern wird.

Keine von uns weiß, wie oft die Sonne noch aufgehen wird, wann die Nacht der Nächte anbricht.

Von Weitem höre ich, wie sich die Tram nähert. Ein junger Mann dringt in unsere Blase ein, die ich gerade eben erfunden habe, und bleibt in einem Meter Entfernung von uns stehen. Der Mann sieht gesund aus, er scheint gerade von der Arbeit zu kommen. Er holt sein iPhone heraus und checkt seine SMS. Dieser verdammte Glückspilz, denke ich, während ich den Mann beobachte. Wir beide haben den Tod schon auf uns genommen, du wirst dagegen wohl noch eine Weile am Leben bleiben.

Am Abend kommt Daan zu mir, und ich zünde mir mit ihm zusammen meine allererste Zigarette an. Es schmeckt mir überhaupt nicht, aber ich wollte es immer schon mal ausprobieren. Obwohl es mir keinen Spaß macht, rauche ich die Zigarette zu Ende. »Ich kann verstehen, dass das auf Raucher beruhigend wirkt«, sage ich, während ich einen Zug nehme. »Aber ich finde es trotzdem seltsam, dass so viele Menschen rauchen. Ich merke sofort, dass das ungesund ist.«

»Es ist eher eine gedankenlose Handlung, eine Art festgefahrene Gewohnheit«, erwidert Daan und zündet sich noch eine an.

Ich lehne dankend ab. Meine erste Zigarette war zugleich auch meine letzte.

»Wo wir gerade über Ruhe sprechen«, sage ich, »ich finde es wunderbar, in mir jetzt diese Ruhe zu spüren. Ich glaube, das kommt daher, dass ich mit Unsicherheit nicht umgehen kann. Als ich zum ersten Mal krank war, wusste ich genau, was auf mich zukommt, doch nach den Behandlungen hatte ich überhaupt keine Kontrolle mehr über mein Leben, von dem ich nicht wusste, ob es noch lange dauern würde oder nicht.«

»Das Interessante am Leben ist, dass das natürlich niemand so genau weiß, aber bei dir ist der Tod jetzt zu einem Hauptthema geworden«, sagt Daan.

»Ich glaube, dass ich diese Ruhe spüre, weil ich mir über eines im Klaren bin: Ich bin krank, und ich werde sterben. Wann oder wie weiß ich nicht, doch dieses kleine Stück Sicherheit gibt mir Ruhe.«

Immer wenn meine Brüder zu mir zum Essen kommen, schmieden wir vorsichtige Pläne für unsere Zukunft. Die Beziehung zu meinen Brüdern hat sich nicht verändert, seitdem wir wissen, dass ich sterben werde. Ich werde hin und wieder gefragt, ob unsere Beziehung jetzt intensiver ist, aber das Schöne ist, dass sie das eigentlich nicht ist: Das Gefühl der Liebe zueinander hat sich nicht verdoppelt, weil sie immer schon so intensiv war. Wir reden miteinander, hören uns zu, schweigen, haben uns gern, schreiben uns SMS, begrüßen uns, leben und geben uns unseren Erinnerungen hin genau wie zuvor, weil das Leben für uns vier einfach weitergeht. Wir können uns ganze Nachmittage lang über die Träume und Ziele meiner Brüder unterhalten oder über mein Leben sprechen, und wie es ihre Zukunft beeinflussen wird. Wir reden über ihre jetzigen und zukünftigen Bedürfnisse.

Noch ein wenig zu viert sein … denke ich oft. Auch wenn wir vielleicht nicht anders miteinander umgehen, ist diese Zeit doch eine sehr bewusste Zeit, in der wir leben, erleben und Erinnerungen erschaffen. Wie wird diese Balance sich wieder einstellen, wenn die drei irgendwann ohne mich weitermachen?

Während dieser Zeit schmieden wir ganz bewusst Pläne für uns vier. Jim schlägt die erste gemeinsame Aktion vor: »Laura, sollen wir uns ein Tattoo machen lassen?« Er sieht mich an. Nachdem ich mir das Unendlichkeitszeichen hatte stechen lassen, hatte ich mir geschworen, dass dies mein erstes und mein letztes Tattoo sein würde. Aber ich weiß sofort, was er meint, als er es ausspricht: »Das Tattoo lassen wir uns alle vier machen.«

»Was möchtest du denn für eins?«

»Ach, einfach deinen Namen, irgendwo hier.« Jim streicht über seinen rechten Oberarm.

»*Inschallah*«, sage ich, wobei ich auf meine Tätowierung zeige. Ich traue mich zurzeit nicht, weiter als höchstens eine Woche in die Zukunft zu planen. Mein Terminkalender füllt sich ganz allmählich, bis er zu einem Wochenplan geworden ist, der allerhöchstens zwei Wochen umfasst. Ich akzeptiere es, wie es ist, so sieht mein Leben eben aus. Ich kämpfe nicht mehr dagegen an. Folglich sage ich »so Gott will«.

»Ja, das machen wir.« Ich sehe meine Brüder an.

»Glaub bloß nicht, dass ich mir deinen Namen auf den Arm tätowieren lasse, ich möchte lieber ein Symbol für uns alle«, sagt Daan.

Später sitzen wir vor dem Computer und suchen im Internet nach Motiven. Ich bin für ein Unendlichkeitszeichen, weil ich es zum einen schon habe, und weil wir vier einander immer schon sehr stark verbunden waren.

»Die halbe Menschheit trägt dieses Zeichen am Körper«, wendet Joep ein.

»Ja, aber bei uns ist es etwas anderes«, erwidere ich, während ich mein linkes Handgelenk betrachte.

Wir vereinbaren einen Termin bei einem Designer, der verschiedene Entwürfe des Unendlichkeitszeichens machen wird, für jeden von uns ein eigenes Symbol. Ich beschließe, vier Füße in meinen Entwurf integrieren zu lassen, weil auf meiner Geburtskarte vier Füße abgebildet waren. Das vierte Füßchen ist golden.

Kurz darauf hat Jim die nächste Idee.

»Ich möchte noch einmal mit dem Fahrrad auf den Mont Ventoux fahren, weil ich die Verbundenheit mit dir und dem Berg erleben möchte, solange du noch da bist.«

Wir sind alle begeistert von Jims Idee, es wird sicher wunderbar, den Berg miteinander hinaufzufahren.

Und so machen wir an diesem Abend vorsichtig Pläne für eine Zukunft, die nie mehr ganz selbstverständlich die meine sein wird.

Am späteren Abend trinke ich noch ein Glas Wein mit Daan.

»Weißt du was, ich finde es wunderbar, dass es genauso ist wie vor dem Ergebnis, wenn ich mit euch den Abend verbringe«, sage ich. »Wir lachen miteinander, wir weinen miteinander, wir philosophieren und haben uns gern, genau wie vorher. Was das betrifft, hat sich nichts geändert.«

»Es hat sich wirklich kaum etwas geändert. Vielleicht ist es intensiver geworden, weil wir jetzt wissen, dass wir die Zeit miteinander genießen müssen, doch das haben wir vorher auch schon getan.«

»Trotzdem finde ich den Gedanken seltsam, dass wir immer zu viert waren, immer zu viert gelebt haben, und dass das nicht mehr selbstverständlich so sein soll.«

»Wir werden immer zu viert bleiben. Aber auch mich überkommt manchmal der Gedanke, dass du irgendwann nicht mehr neben mir sitzt oder mir liebe Nachrichten schickst, bevor ich zur Arbeit gehe«, sagt Daan.

»Was es für mich besonders unwirklich macht, ist, dass ich mich so gesund fühle. Jedem fällt auf, wie gut ich aussehe. Das ist das Eigenartige an dieser Situation. Ich bin mir meines eigenen Körpers nicht mehr sicher, fast so, als würde er immer weniger mir gehören. Ich habe so lange geglaubt, ihn zu kennen, bis die Metastasen gefunden wurden, und zwar genau in der Zeit, in der ich mich so gut gefühlt habe wie nie.« Ich denke kurz nach. »Dass ich mich so gesund fühle, macht die Situation besonders bizarr. Ich weiß nicht mehr, woran ich mit meinem Körper bin. Andererseits hat das auch sein Gutes. Gerade weil ich so fit bin, kann ich die verbleibende Zeit voll auskosten.«

»Aber dass du dich so gesund gefühlt hast, war keine Irreführung deines Körpers. Es war vielmehr ein Geschenk, eine Gabe, über die du heute froh sein kannst.«

Mir fällt kurz die Unruhe ein, die ich in mir verspürt habe, als ich alleine war. Wenn ich mit anderen zusammen bin, bin ich innerlich ruhig, wenn ich jedoch zu lange alleine bin, überfällt mich manchmal mit voller Wucht die Realität. In diesen Momenten denke ich über das nach, was kommen wird. Wenn ich mit anderen zusammen bin, spüre ich, dass ich auf meine inneren Kräfte vertrauen kann.

»Ich habe immer mal wieder kurze Momente der Angst, weil ich nicht genau weiß, was sich in meinem Körper abspielt. Gerade wegen dieser unerwarteten Metastasen ist mir mein eigener Körper fremd geworden. Mir ist klar, dass es mit mir bergab gehen wird, bevor ich sterbe. Trotzdem weiß ich auch, dass ich Kraft aus der Endlichkeit meines Lebens auf dieser Welt ziehe. Ich weiß, dass der Verfall, der kommen wird, nicht lange dauert, weil dann das Ende nah ist. Es kommt mir für euch so viel schwerer vor, denn ihr müsst auch nach meinem Tod mit der Situation umgehen, während für mich dann alles vorbei ist. Ich weiß, dass ich mit den körperlichen Schmerzen, der Müdigkeit und dem Verfall zurechtkommen werde, weil ich weiß, was danach kommt. Wenn ich sterbe, werde ich gesund. Dann wird mein Körper geheilt, und mein Ich lebt in der Ewigkeit weiter.«

»Ja, Liebes«, flüstert Daan, »ich hoffe, dass es auf eine schöne Weise geschehen wird.«

6

»I dont't need no proof when it comes to God and truth. I can see the sunset and I perceive, yeah.«

Live (Heaven)

In den darauffolgenden Wochen gehe ich bewusst Schritt für Schritt auf das Leben zu, während ich mich gleichzeitig auf den Tod vorbereite. Zusammen mit Roos suche ich nach einer Wohnung in Amsterdam, und ich bin dabei, den Antrag für meinen Assistenzhund zu stellen. Ich lerne, mich dem Leben anzuvertrauen. Weil ich diese beiden wichtigen Dinge nicht an einem Tag erledigen kann und vermute, dass ich nicht die Zeit habe, allzu lange damit zu warten, bin ich sehr unruhig. Mittlerweile bin ich häufig bei meiner Mutter, weil ich mich in meinem kleinen Studentenzimmer nicht mehr sonderlich wohlfühle. An den typischen Studentengesprächen kann ich mich inzwischen nicht mehr beteiligen, mein Thema ist nun wieder der Krebs.

»Ich habe es satt hier«, sage ich zu Mama. »Nicht wegen dir oder dem Haus, sondern weil ich es nicht mehr ertrage, dass ich nicht in der Stadt leben kann, die ich so sehr liebe. Amsterdam soll die Stadt sein, die mir bis zu meinen letzten Tagen Leben schenkt, weil Amsterdam mir so viel Energie gibt. In Amsterdam fühle ich mich zu Hause.« Wenn ich jetzt wieder bei meiner Mutter einziehen würde, würde ich nicht mitten im Leben stehen bleiben. Genau das ist aber für mich von essentieller Bedeutung, damit ich die kommende Zeit voll auskosten kann.

»Du kannst im Moment nicht mehr tun, als du bereits getan hast«, sagt Mama.

Ich habe mich auf einigen Immobilienseiten im Internet angemeldet und habe mein Netzwerk in Amsterdam aktiviert, in der Hoffnung, dass irgendjemand vielleicht Kontakte hat. »Ich weiß, aber ich finde es so schwierig, das hinzunehmen. Von diesen beiden Dingen hängt in der nächsten Zeit mein Glück ab. Ich habe kein Problem, die Tatsache zu akzeptieren, dass ich sterben werde, wenn nur die Rahmenbedingungen stimmen: eine Wohnung, in der ich mich zu Hause fühle, und ein Hund sind die Grundvoraussetzungen für mein Glück.«

»Laura, hab Vertrauen. Es wird alles so, wie du es dir wünschst, ganz bestimmt«, sagt Mama.

In derselben Woche führe ich ein Gespräch mit Roos. Obwohl wir schon nach einer gemeinsamen Wohnung in Amsterdam gesucht hatten, bevor ich wusste, dass ich nicht mehr gesund werden würde, verändert dieses Wissen unsere Suche. In unseren Zimmern im Wohnheim haben wir viele Stunden damit verbracht, Tee zu trinken, Studienbücher zu wälzen, Filme anzusehen, Wein zu trinken, gemütlich zusammenzusitzen und intensive Gespräche zu führen. Suchten wir vor ein paar Wochen noch nach einer netten Unterkunft für unser geselliges Studentenleben, suchen wir jetzt auch nach einer letzten Wohnstätte für mich. Insgeheim fokussiere ich mich bei der Suche auf einen Ort, an dem ich sterben kann. Einen Ort, an dem ich mich so zu Hause fühle, dass ich dort meine letzten Tage verbringen kann. Einen Ort, an dem ich jeden empfangen kann, den ich noch sehen möchte. Ich wünsche mir einen Ort, an dem ich mit Roos bei einem Glas Wein sitzen kann. Ich weiß, dass das nicht nur mein Leben, sondern auch das ihre beeinflusst. Daher müssen wir reden. Möchte sie überhaupt noch mit mir zusammenziehen? Ich bereite mich innerlich auf das Gespräch vor. Als ich im Studentenwohnheim ankomme, gehe ich zuerst in mein Zimmer. Jemand hat einen Brief unter meiner Tür hindurchgeschoben.

»Ich wollte dir sagen, dass ich nicht weiß, was in der kommenden Zeit passieren wird. Wir können beide nicht in die Zukunft sehen, trotzdem möchte ich sehr gerne mit dir zusammenziehen. Unsere Verbindung ist so stark, und wir werden für einander da sein. Kuss, Roos.«

Ich fühle Tränen über meine Wangen laufen. Ich bin dankbar für diese wunderbare Freundschaft und weiß jetzt, dass wir bald eine schöne Wohnung finden werden.

Danach sitzen Roos und ich in meinem Zimmer. Sie auf dem Bett, ich auf dem Stuhl, der an der gegenüberliegenden Wand steht. Wenn ich meine Zimmertür öffne, wehen mir die Staubflocken aus dem Flur entgegen, doch in meinem Zimmer ist alles sauber und aufgeräumt. Ich habe die Gardinen halb zugezogen, draußen wird es bereits dunkel.

»Hat es nie einen Moment gegeben, in dem du richtig wütend warst?«, fragt Roos.

»Auf wen denn?«, frage ich zurück.

»Einfach auf das Leben oder auf die Krankheit. Auf das Warum.«

»Ich habe mich das nie wirklich gefragt: Warum ich? Ich weiß noch, wie die Menschen bei meiner ersten Erkrankung zu mir gesagt haben: ›Warum gerade du?‹ Ich habe dann immer geantwortet: ›Warum nicht ich, sondern du?‹ Die Frage nach dem Warum hat mich noch nie ernsthaft interessiert.«

»Aber es wäre völlig in Ordnung, wenn du dich das fragen würdest, es ist eine sehr logische Frage. Du bist jetzt so ruhig, aber du darfst auch einfach mal weinen«, sagt Roos.

»Ich weine fast nie«, antworte ich.

»Wirklich?«, fragt Roos.

»Ich habe natürlich auch hin und wieder schlechtere Phasen. Da hadere ich dann mit meinem Schicksal und würde mir wünschen, dass ich genau wie du einfach weiterleben könnte. Aber jeder hat sein eigenes Leben. Ich bin krank geworden, ein anderer hat einen Unfall, wieder ein anderer führt ein auf den ersten Blick perfektes Leben und ist trotzdem nicht glücklich.«

»Das hätte ich jetzt gerne gefilmt. Nicht jeder, der in so einer Situation ist, schafft es, das so zu empfinden und auszudrücken wie du«, sagt Roos.

»Ich habe auch schon daran gedacht, einen Film zu machen. Aber ich würde das vor allem machen, um nicht vergessen zu werden.« Für einen kurzen Moment bin ich still. »Nicht, dass ich befürchte, vergessen zu werden, aber es fühlt sich so seltsam an, dass die Welt sich bald ohne mich weiterdrehen wird.«

Roos sieht mich an. »Gerade weil du so früh stirbst, wird sich jeder an dich erinnern. Ich habe vor Kurzem mit einer Frau gesprochen, die achtzig Jahre alt war. Alle um sie herum waren bereits verstorben, und es gab niemanden mehr, der sich an sie erinnern würde, wenn auch sie eines Tages stirbt. Du dagegen wirst immer in unseren Gedanken bleiben.«

Sie schweigt kurz. Dann fährt sie fort: »Ich habe erst neulich mit meinem Freund darüber gesprochen. Auch wenn es mit dem Kinderkriegen noch Zeit hat, unser erstes Mädchen wird jedenfalls den Namen ›Laura‹ tragen.«

Ich denke an Dorien, die ihrem Freund ebenfalls gesagt hat, dass ihre erste Tochter »Laura« heißen soll. Es macht mich glücklich, so wundervolle Menschen um mich zu haben. Es freut mich vor allem für meine Eltern, dass sie später, wenn meine Freundinnen Kinder kriegen, Geburtskarten mit meinem Namen darauf zugeschickt bekommen werden.

»Fühlt es sich für dich wie eine große Leere an, zu wissen,

dass du noch lange leben wirst?«, frage ich. »Auch wenn es sein kann, dass du vor mir stirbst, das weiß man ja nie. Ich meine damit, ob du eine Vorstellung von einer ›Zukunft‹ hast, mit der du verantwortungsvoll umgehen willst? Ist es für dich eher wie eine Befreiung, eine Zukunft zu haben, oder einfach nur eine Tatsache, über die du nicht weiter nachdenkst? Ich möchte das gerne wissen, weil ich mich seit meinem fünfzehnten Lebensjahr nicht mehr an dieses selbstverständliche Gefühl erinnere, eine eigene Zukunft zu haben. Immer wieder fragt man mich, wie es sei, ohne Zukunft zu leben. Ich dagegen interessiere mich für die Gegenseite: Wie lebt es sich *mit* einer Zukunft?«

»Die Zukunft fühlt sich für mich weder an wie eine Leere noch wie eine große Verantwortung, sondern eher wie eine Selbstverständlichkeit. Ich beschäftige mich kaum mit ihr, wahrscheinlich aus dem einfachen Grund, dass es sie gibt.« Roos macht eine kurze Pause, dann fährt sie fort: »Ich belege in diesem Semester an der Uni ein sehr langweiliges Fach, von dem ich mit Sicherheit weiß, dass ich später nichts damit anfangen kann. Durch dich und deine Situation frage ich mich immer häufiger, was eigentlich der Sinn des Ganzen ist.«

»Na, dass du die Bachelorprüfung schaffst?«, schlage ich vor.

»Aber ich verplempere mit diesem Fach unnütz meine Zeit, wenn ich stundenlang Theorien lerne, die mich eigentlich gar nicht interessieren. Es ist ein seltsames Gefühl, zu wissen, dass ich meine Nachmittage mit so etwas verbringe, während du dich darum bemühst, deine Zeit so sinnvoll wie möglich zu nutzen.«

»Ja, wie geht man mit der Zeit um? Wie funktioniert Zeit? Manchmal macht mich das total verrückt, immer darauf bedacht zu sein, die Zeit möglichst gut zu nutzen. Das führt dann dazu, dass ich ständig überlege, ob ich mit dem, was ich gerade tue, die Welt verbessern kann, und mir deshalb nie einen Moment Ruhe gönne oder einfach mal nur fernsehe.« Ich denke kurz nach und rede dann weiter: »Allerdings ist mir inzwischen klar geworden, dass ich in zu großen Dimensionen denke. War denn das, was ich letztes Jahr um die Zeit angestrebt habe, nämlich Prüfungen zu bestehen und Wissen aufzusaugen, wirklich ein sinnvolles Ziel? Aus heutiger Sicht muss ich sagen: nein. Es hatte keinerlei Sinn für die Menschheit, kein Hungriger ist deshalb satt geworden, die Gleichberechtigung der Frau wurde deshalb nicht vorangetrieben, in keinem abgelegenen Dorf wurde deshalb ein Krankenhaus gebaut.«

»Aber für dich hatte es doch einen Sinn, weil es dir Zufriedenheit gegeben hat«, sagt Roos.

»Die besondere Intensität, die guten Gespräche, die ich mit dir und anderen führe, die sind es, die diese Zeit zu etwas sehr Wertvollem machen«, sage ich.

»Mein Leben ist heute auch deshalb so schön, weil ich fest daran glaube, dass es nichts auf der Welt gibt, was seinem Wesen nach wirklich schlecht ist. Denn es ist immer positiv, sich weiterzuentwickeln, auch wenn der Weg manchmal sehr kurvenreich ist. Irgendwann kann man dann die wunderbare Aussicht genießen, die dann noch schöner erscheint als erwartet: die Aussicht auf das eigene Leben, voller Wachstum und Erneuerung.«

7

**»Een frisse wind waait door mijn leven, maar mis-
schien wel wat te hard. Een frisse wind waait door
mijn leven, maakt me stuurloos en verward.«
[»Ein frischer Wind weht durch mein Leben, vielleicht ein wenig stark. Ein frischer Wind weht
durch mein Leben, lässt mich zurück, ziellos und
verwirrt.«]**

Jurk (Zou zo graag) [Würde so gern]

Ich sitze früh am Morgen im Bus zur Arbeit und döse noch ein
wenig vor mich hin. Mein iPod läuft. Kurz bevor ich die Augen
öffne, weiß ich plötzlich, worauf ich warte und wie alles zusam-
menhängt. Ich weiß auf einmal, dass ich nicht einfach auf einen
Hund oder ein Haus warte, sondern auf *meinen* Hund und *mein*
Haus. Diese Erkenntnis ändert alles. Mein Hund läuft bereits irgendwo herum, wir haben uns nur noch nicht getroffen. Ich will
nicht auf irgendeinen Hund warten, auf *meinen* Hund dagegen
schon. Das Gleiche gilt für das Haus, das es schon gibt, aber noch
nicht von mir bewohnt wird. Diese Gedanken machen mich sehr
ruhig.

Am nächsten Tag tritt plötzlich Tirza in mein Leben. Tirza, ein schöner, lieber schwarzer Labrador, ist eine Woche später bereits mein Hund. Es kommt mir vor, als würden wir uns schon ein ganzes Leben lang kennen, so gut kommen wir miteinander aus. Kurz danach die nächste erlösende Nachricht: Wir haben eine Wohnung. Die Wohnung, in die Roos und ich einen Monat später einziehen, übertrifft unser beider Erwartungen. Sie liegt innerhalb des Amsterdamer Rings, und ich kann mit Tirza zu Fuß zur Arbeit gehen. Sie hat ein Wohnzimmer, einen Erker, aus dem wir ein Schlafzimmer machen, und ein weiteres Schlafzimmer mit Zugang zum Balkon. Aber vor allem verfügt sie über einen ganz bestimmten Luxus, der uns sofort ins Auge fällt: Wir fühlen uns darin zu Hause. Sie umhüllt uns beide wie eine warme Decke, und Wärme können wir gut gebrauchen. Meine Bewunderung für das Leben wird von Stunde zu Stunde größer: Wie sehr kümmert sich das Leben doch um alles. Es versorgt uns mit Dingen, von denen man zuvor nicht einmal wusste, dass sie existieren. Ich bewundere das Leben und bedanke mich für alles, was es mir gibt, denn sowohl Tirza als auch die Wohnung sind Geschenke, die mich überaus überraschen und erfreuen. Es scheint, als hätten Tirza und ich immer zusammengehört, so gut sind wir aufeinander eingespielt. Und auch die Wohnung ist ein ganz besonderer Ort. Als Roos und ich sie zum ersten Mal betreten, wissen wir sofort, dass dies unser Zuhause werden wird.

Am Abend liege ich in meinem Bett im Studentenwohnheim, und alles fühlt sich unwirklich an. In mir ist eine große Leere. Der Grund für diese Leere ist die Nachricht von den Metastasen, die ich vor gut fünf Wochen erhalten habe. Die Ziele, an denen ich mich bisher festgeklammert hatte, die Wohnung und der Hund, fallen jetzt weg. Die Sehnsucht nach Wohnung und Hund hatten mich mit Unruhe erfüllt, so sehr verlangte ich nach diesen Sicherheiten, die ich in meinem unsicheren Leben so nötig brauchen würde. Jetzt sind diese Sicherheiten da, und das gibt mir Ruhe. Die knallharte Wahrheit – dass mein Leben alles andere als eine Selbstverständlichkeit ist – trifft mich aber so zugleich härter als zuvor. Jetzt habe ich so viel Ruhe, dass ich nicht weiß, was ich jetzt tun soll. Ich weiß nicht, wie lange ich noch leben werde, nur, dass es nicht mehr allzu lange sein wird. Wie soll man damit umgehen? Soll man das Leben einfach aus dem Vollen genießen, um dann nach einem Jahr oder so zu schauen, wo das alles hinführt?

Die anfängliche Freude schlägt um in ein unangenehmes Gefühl. Ich springe plötzlich ins kalte Wasser des Erwachsenenlebens, muss meinen eigenen Haushalt führen, muss ganz alleine für mich sorgen. Mir wird klar, dass ich zum ersten Mal in meinem Leben ein eigenes Zuhause habe, gleichzeitig aber wünsche ich mir die Zeit zurück, in der Papa mir Kakao gekocht, oder meine Mutter mich warm zugedeckt hat. Meine Kindheit ist längst vorbei und gleichzeitig immer noch so nah. Manchmal sehne ich mich nach jemandem, der für mich sorgt, der kurz mit Tirza spazieren geht, der für mich einkauft, für mich die Wäsche macht. Jemand, der die praktischen Dinge für mich erledigt.

Mein Studentenwohnheim war ein Ort, den ich oft wegen des ewigen Drecks und des Chaos' in der Küche verflucht, den ich aber auch geliebt habe, weil dort immer jemand war. Ich nehme nun Abschied von diesem Ort, da sich mein Leben verändert hat. Ich habe mich von einer Studentin in eine unheilbar Kranke verwandelt, und unheilbar kranke Menschen studieren nicht, weil sich ein Studium auf die Zukunft richtet. Und daher passt dieser Ort nicht mehr zu mir, wie sehr ich mir auch wünschte, dass es anders wäre. Ich nehme nicht nur Abschied von meinem Zimmer, sondern auch von dem Leben, wie ich es bis vor Kurzem noch geführt habe. Ich atme ein paarmal tief durch. Die Ruhe kehrt zurück. Das ungute Gefühl verschwindet, und ich schlafe endlich ein.

Die Frage, die mich auch am nächsten Tag noch beschäftigt, lautet: »Was soll ich jetzt machen?« Und es ist auch eine der Fragen, die mir am häufigsten von anderen gestellt wird, von Freunden und von Menschen, die ich gar nicht kenne und die sich dafür interessieren, wie ich meine letzten Tage verbringen werde. Ich weiß inzwischen jedenfalls schon ganz genau, dass ich niemandem diese Frage stellen werde, der eben erst erfahren hat, dass er nicht mehr lange leben wird. Was soll das überhaupt heißen: Was willst du jetzt machen? Ist das so wichtig? Die Frage macht mir deutlich, wie gelassen ich meiner eigenen Zukunft entgegengehe. Ich habe keine Liste von Dingen, die ich unbedingt noch machen will.

Als ich mit Daan im Vondelpark auf der Wiese sitze und mit Tirza zu meinen Füßen die Sonne genieße, sage ich: »Es ist beinahe beängstigend, wie ruhig ich bei allem, was ich mache, bin. Wenn ich auf der Arbeit Gemüse schneide, denke ich mir manchmal: Soll es das gewesen sein? Werde ich so meine letzten Tage auf dieser Welt verbringen? Wenn mir jemand diese Frage stellt, macht mich das unruhig. Das klingt gerade so, als müsste ich jetzt nach Brasilien fliegen, großartige Pläne machen und alles auf eine Karte setzen, um noch so viel wie möglich zu erleben.« Ich mache eine kurze Pause, werfe einen Ball auf den Rasen, und Tirza rennt hinterher. Ich muss lachen.

»Beunruhigt über die eigene Ruhe, auch eine Möglichkeit. Das Einzige, was ich fühle, wenn ich hier so liege – mit dir, hier auf dieser Wiese –, ist, dass das Glück sich in den kleinen Dingen des Lebens verbirgt. Würde ich tatsächlich nach Brasilien fliegen, würde mir diese Frage nicht mehr gestellt werden. Begreifen die Menschen denn nicht, dass sich an meinem Leben dort nichts ändern würde?«

»Es geht nicht um das, was andere Menschen denken, es geht um das, was du fühlst«, sagt Daan.

»Das weiß ich doch auch, aber die Frage konfrontiert mich mit meinen eigenen Entscheidungen. An sich ist es gut, dass sie mir diese Frage stellen, weil ich mir so meiner eigenen Entscheidungen bewusster werde. Gerade, weil sie mir diese Frage stellen, sage ich mir ganz bewusst, dass ich wirklich Gemüse schneiden und im Vondelpark in der Sonne liegen möchte.« Einen Moment schweigen wir beide.

»Gerade weil ich keine Liste mehr habe, die ich abarbeiten muss, habe ich die innere Ruhe, alles so zu nehmen, wie es kommt. Ich sehe diese Zeit als eine Art Sabbatjahr, ein Zwischenjahr mit einem buchstäblichen Ende. Die Gewissheit, dass es endet, gibt mir eine ungeheure Kraft. Mir wird klar, dass ich Jahreszeiten erlebe, die ich vielleicht nächstes Jahr nicht mehr erleben werde, oder von denen ich jetzt nur noch hoffen kann, dass ich sie noch einmal erleben darf. Diese Tatsache führt dazu, dass ich den gegenwärtigen Moment unbedingt genießen möchte. Wenn es im nächsten Winter schneit, werde ich den Schnee genießen, es ist vielleicht mein letzter Winter. Wenn der Frühling mit seinem Vogelgezwitscher kommt, danke ich dem Leben dafür, dass ich die Vögel singen hören darf. Wenn die Sonne scheint, spüre ich die Wärme auf meinem Körper. Und wenn dann die Blätter fallen, bin ich dankbar für die Herbstfarben, den ewigen Kreislauf der Natur. Für mich ist das, als würde ich zusätzliche Zeit bekommen, wie die Verlängerung in einem Finale. Ebenso wie die Spieler im Finale einer Weltmeisterschaft, werde ich alles geben, um zu gewinnen. Gewinnen ist mir noch wichtiger als das Genießen. Leben, erleben, lernen, wachsen, träumen und tun. Das Leben, das ich gerade führe, mit dem Gefühl, noch zusätzlich Zeit bekommen zu haben, scheint alles in Farbe zu tauchen. Alles bekommt einen goldenen Rahmen.«

Die Sonne kommt hinter einer Wolke hervor und taucht uns in gleißendes Licht.

»Das Armselige am Leben ist«, sagt Dorien, als sie mich eines Tages in Amsterdam besucht, »dass alles schon vorgezeichnet zu sein scheint. Mit vier Jahren bin ich in den Kindergarten ge-kommen, danach kam die Grundschule, gefolgt vom Gymnasium, und jetzt bin ich an der Universität. Ich habe schon lange einen Freund, also werden wir bald zusammenziehen. Nach meinem Master werde ich anfangen zu arbeiten und mit ungefähr dreißig eine Familie gründen. Und mit siebzig gehe ich dann in Rente.«

Da bin ich doch froh, dass ich diese Sorgen nicht habe, den-ke ich erleichtert. Ich hätte gerne länger gelebt, aber nun, da es nicht so sein soll, kann ich mich zumindest freuen, dass ich nicht achtzig Jahre in Langeweile verbringe. Man kann mein Leben für alles Mögliche halten – langweilig oder vorhersehbar ist es jedenfalls nicht. Es wird bestimmt von innerem Drang zur Eile. Letzten Endes wäre Geduld ein besserer Ratgeber, und die Lehre, die ich aus meiner ersten Krebserkrankung gezogen habe, ist auch eigentlich nicht die Eile, sondern eher das große Verlangen, al-les aus dem Leben herauszuholen. Dieser innere Antrieb verleiht meinem Leben eine schöne Färbung, aber sie ist ab und an auch sehr anstrengend. Wenn mein Körper erschöpft ist, schmerzt und ich mich nicht gut fühle, sollte ich es auch mal einen Tag etwas langsamer angehen lassen, doch mein Geist gibt niemals Ruhe.

8

»There's a storm on the streets, but you still don't run. Watching and waiting for the rain to come. And these words wouldn't keep you dry.«

Hurts (Silver Lining)

Natürlich habe ich auch meine schlechten Momente. Vor allem dann, wenn ich alleine bin und zu viel nachdenke. Und zu viel nachzudenken hat meiner Ansicht nach noch niemandem weitergeholfen. In solchen Augenblicken wünsche ich mir, dass das Leben wieder so wäre wie früher, ganz voller Unschuld. Und in diesen Momenten, die zum Glück sehr selten sind, fürchte ich mich vor dem Sterben. Aufgrund der Metastasen in meinen Lungen werde ich wahrscheinlich einen langsamen Tod sterben, ich werde einfach immer weniger Luft bekommen. Es ist, als würde ein Damoklesschwert über meinem Kopf schweben. Als ob der Mann mit dem Hammer jederzeit auf mich einschlagen könnte. Als ob ich auf dem Gipfel meiner Möglichkeiten leben würde und das Tal ständig in Sichtweite wäre. Meist glaube ich, dass ich dem gewachsen bin und es erträglich sein wird. Dann wieder überfallen mich die Sorgen. Dann denke ich an noch nicht allzu lang vergangene Zeiten zurück, als ich in meinem Zimmer im Studentenwohnheim saß und gelernt habe. Ich sehne mich dann nach dem sorglosen, einfachen Leben von damals. Jeder Tag und jedes Leben hat seine eigenen Probleme, die hatte ich damals auch, doch sie waren anders, verglichen mit den heutigen. Jeder Augenblick sollte gepflückt werden, doch wenn ich die schwierigen Zeiten nicht mitpflücke, kann ich auch keine glücklichen Momente ernten. Ich muss da durch, um loszulassen, und vor allem, um zu leben. Und in jedem einzelnen Moment wird mir aufs Neue bewusst: Niemand weiß genau, wann ich sterben werde.

Manchmal male ich mir diesen Tag aus. Am schönsten wäre es, in einer Nacht mit unzähligen Sternen am Himmel zu sterben, weil mein Herz einfach aufhört zu schlagen. Wahrscheinlich aus Angst vor körperlichem Leiden hoffe ich, dass der Tod schnell kommen wird, und zwar genau dann, wenn ich bereit dafür bin. Im Idealfall möchte ich genauso sterben, wie ich jetzt lebe: mittendrin, aus dem Vollen genießend, ruhig, ohne bewusst Abschied zu nehmen, weil der Übergang von der Erde in den Himmel eigentlich nicht sehr groß ist. Deshalb ist »sterben« für mich kein Tätigkeitswort. Es geschieht jeden Tag: Ich sterbe langsam, manche Teile von mir werden bereits abgestorben sein, wenn ich meine Zukunft für immer verliere. Täglich sterben kleine Stücke von mir. Stücke meiner Zukunft, Stücke meiner Träume. Fetzen meiner Jugend. Scherben meines Wunsches, einmal alt zu werden. Tumoren, die wachsen und meine Zeit hier auf der Erde langsam, aber sicher vertilgen. Mein Körper, der sich zu Wort meldet und mir sagt, dass er gehört werden will. Trotzdem kann ich den Prozess nicht beschleunigen. Ich kann mich ihm nur hingeben, das Leben genießen, leben, so wie ich es möchte. Und dabei wissen und spüren, dass ich nicht alleine bin. Das gibt mir Ruhe für die Zeit, die da kommen wird.

Ich möchte mich auf die Zeit, in der es mit mir körperlich bergab geht, mental vorbereiten. Daher mache ich einen Termin für ein Gespräch mit meinem neuen Hausarzt in Amsterdam.

Am Anfang meines Studiums bin ich wie sonst auch zu meinem Hausarzt in der Nähe meiner Eltern gegangen. Weil ich jetzt aber hier wohne, werde ich auch hier einen Hausarzt brauchen.

Ich gehe alleine hin. Dem Arzt merke ich an, dass ihn die junge Frau, die ihm alleine gegenübersitzt, ziemlich verwirrt. In den ersten zehn Minuten des Gesprächs versuchen wir uns kennenzulernen. Was ist das für ein Mensch, dem ich da gegenübersitze? Der Arzt spricht das Wort »Tod« erst aus, als ich selber darüber zu reden beginne. Ich nenne die Dinge am liebsten beim Namen.

»Ich würde gerne etwas über die Möglichkeiten zur Sterbehilfe wissen«, sage ich, nachdem wir uns miteinander bekannt gemacht haben. Er erklärt mir, dass die Praxis, in der ich jetzt Patientin bin, keine moralischen Vorbehalte gegenüber der Sterbehilfe hat. Die niederländische Gesetzgebung lässt verschiedene Optionen zu. Ich könnte mich für eine sogenannte palliative Sedierung entscheiden, bei der ich von einem bestimmten Zeitpunkt an Schlafmittel in einer Dosierung verabreicht bekomme, die dazu führt, dass ich langsam einschlafe. Die palliative Sedierung gilt in einem Fall wie dem meinen dann als natürliche Todesursache.

»Sobald ich dir diese zusätzlichen Schlafmittel verabreiche, wissen wir beide, dass du nicht mehr aufwachen wirst.«

»Was ist denn dann der Unterschied zur aktiven Sterbehilfe? In beiden Fällen erhalte ich doch irgendwann Medikamente, die dazu führen, dass ich nicht mehr aufwache.«

»Der größte Unterschied besteht darin, dass du dich bei der aktiven Sterbehilfe, wenn es so weit ist, selbst und bei vollem Bewusstsein für den Tod entscheiden müsstest. Auf diese Weise wird das Sterben zu einem Prozess. Du kannst nicht von heute auf morgen sagen oder verlangen, dass du sterben möchtest. Es führt ein Weg dorthin, an den wir uns gemeinsam herantasten würden und den wir dann gemeinsam bestimmen.« Er schweigt einen

Augenblick. »Das soll deine Entscheidung zwar nicht beeinflussen, aber falls du dich für aktive Sterbehilfe entscheidest, werde ich dies vor dem Staatsanwalt verantworten müssen. Palliative Sedierung ist gebräuchlicher, sie kommt einfach häufiger vor. Aber noch einmal: Wenn wir miteinander im Gespräch bleiben, ist alles möglich. Bei deinem Krankheitsverlauf sehe ich nichts, was gegen eine aktive Sterbehilfe sprechen würde.«

»Ich weiß noch nicht so genau, was ich will. Ich hoffe, dass aktive Sterbehilfe nicht nötig sein wird. Ich glaube, dass man diesen Teil des Lebens nicht planen kann.«

»Wer unterstützt dich hier in Amsterdam?«

Das alles muss auf den Mann, der mir gegenübersitzt, ziemlich ungewöhnlich wirken. Eine Neunzehnjährige, die gerade erst beschlossen hat, allein in eine fremde Stadt zu ziehen, spricht mit ihm über Sterbehilfe. Ich denke über seine Frage nach. Meine Eltern waren immer für mich da und werden es auch in Zukunft sein. Meine Brüder würden mir jederzeit zur Seite stehen. Es ist dieser Rückhalt, der es mir erlaubt, zurzeit alleine zu wohnen, ohne jemals wirklich allein zu sein.

Anfang der Woche hat Jim bei mir angerufen. »Laura, wie geht's dir? Kommst du klar?«

Die großen Angelegenheiten des Lebens habe ich im Blick: meinen Weg in den Tod ebenso wie meinen Weg in das Leben. Aber die kleinen Dinge machen mir manchmal Probleme. Einkaufen kann zu einer riesigen Aufgabe werden, weil ich mich auf Kleinigkeiten konzentrieren muss, während ich meine Aufmerksamkeit am liebsten nur noch auf Wichtiges richte.

»Es geht mir gut, Bruderherz. Ich bin nur manchmal so müde. Ich schaffe das schon, aber manchmal bin ich viel zu selbstständig. Ich freue mich, hier zu sein, doch manchmal sehne ich mich nach jemandem, der mir das Bett macht, fürs Frühstück einkaufen geht, meine Wäsche wäscht und mit Tirza spazieren geht. Das klingt vielleicht etwas wehleidig, aber die kleinen Dinge sind mir hin und wieder einfach zu viel.«

Jim schweigt für einen Moment. »Ich bin froh, dass du das sagst, denn du weißt, dass wir für dich da sind. Ich bemerke vielleicht nicht immer selbst, wann du Hilfe brauchst, aber ich würde all das gerne für dich übernehmen.«

»Ja, das weiß ich, nur steht mir ständig mein Wunsch nach Unabhängigkeit im Weg. Ich möchte nicht wieder die Kontrolle aus den Händen geben wie vor vier Jahren. Ich möchte nicht, dass Papa mir den Hintern wäscht und Mama mir das Frühstück macht. Ich möchte nicht schon wieder meine Eltern um Unterstützung bitten, weil ich weiß, dass ich es dann nicht mehr alleine schaffe.« Ich schweige kurz. »Meine Eigenständigkeit ist sowohl meine Stärke als auch mein Schwachpunkt. Ich habe einfach Angst, dass mir mein Leben aus den Händen gleitet, wenn ich erst einmal anfange, euch um Hilfe zu bitten. Und zwar genau in dem Moment, in dem ich mir dies alles gerade erst aufgebaut habe«, flüstere ich.

»Ich kann nur für mich sprechen: Ich würde mich gerne um dich kümmern, verstehe aber, dass du das noch nicht möchtest.«

»Ich möchte nicht schwach wirken, wenn ich um Hilfe bei den kleinen Dingen des Alltags bitte, wie zum Beispiel beim Einkaufen.«

»Findest du das schwach?«

»Ich bin an einem Punkt angelangt, an dem ich weiß, dass es schwach wäre, *nicht* um Unterstützung zu bitten. Trotzdem fühlt es sich für mich wie Schwäche an, weil ich das alles im letzten Jahr noch selbst erledigen konnte.«

»Aber die Situation hat sich geändert, Laura.«

»Es wäre vielleicht ein Zeichen von Stärke, wenn ich mir Hilfe suche. Vielleicht verlange ich ja auch das Unmögliche und hoffe einfach, dass ihr von selbst darauf kommt, mir Unterstützung anzubieten, statt abzuwarten, dass ich darum bitte. Ich glaube nämlich, dass ich immer ein bisschen Zeit brauche, bis ich mich selbst dazu durchringe.«

»Ich bin für dich da, Liebes.«

Ich denke an dieses Telefongespräch zurück, und ich denke auch an meine lieben Eltern, die sich jeden Tag bei mir melden, als ich dem Arzt, dem ich gegenübersitze, antworte:

»Meine Eltern sind mir eine große Stütze, ich kann mich immer an sie wenden. Auch meine Brüder kommen oft. Außerdem ist da natürlich noch meine Mitbewohnerin und andere Freunde hier in Amsterdam. Meine Eltern haben zugesagt, dass sie mich im Ernstfall pflegen. Allerdings würde ich am liebsten zu Hause bleiben, wenn sich mein Zustand verschlechtert. Wäre das möglich?«

Er bespricht mit mir die Möglichkeiten, im Hospiz oder zu Hause zu sterben. Mit Roos habe ich über das Thema bereits gesprochen. Eines Nachmittags saßen wir bei einer Tasse Tee und Kerzenlicht und haben über den Moment, in dem ich sterben werde, geredet. Ich habe das Thema angeschnitten, denn wenn es für sie ein Problem sein sollte, würde ich mir doch noch ein Hospiz ansehen wollen.

»Wie denkst du eigentlich darüber, dass … ich vielleicht hier sterben werde? Wir wissen beide, dass wir uns hier zuhause fühlen. Aber ein Haus ist für die Lebenden bestimmt, ebenso wie das Leben selbst. Es ist mir deshalb viel wichtiger, dass das Leben für dich nach meinem Tod weitergeht, als dass ich zu Hause sterben kann.«

»Aber würdest du denn gerne hier sterben wollen?« Ich schüttle den Kopf.

»Nein, ich bin glücklich, wenn ich weiß, dass du mit der Situation zurechtkommst, wenn ich einmal nicht mehr bin. Dann ist es mir egal, wo ich sterbe.«

»Vielleicht hilft es dir, wenn ich dir sage, dass ich letzte Woche darüber nachgedacht und beschlossen habe, von hier wegzuziehen, wenn du einmal nicht mehr bist. Ich fühle mich in dieser Wohnung daheim, und das ist wunderbar, aber es ist *unsere* Wohnung. Und weil sie so sehr zu uns beiden gehört, würde ich niemals wollen, dass jemand anderer in deinem Schlafzimmer schläft oder auf dem Sofa liegt, wo du immer gelegen hast«, sagte Roos.

Gegen Ende des Gesprächs sagte Roos, dass sie es sich nie verzeihen könnte, wenn sie mich ein paar Monate vor meinem Tod vor die Tür setzen würde.

»Nur weil ich vielleicht nicht damit klarkomme, sollst du nicht in deinen eigenen vier Wänden sterben dürfen? Nein, das will ich nicht«, sagte Roos.

Ich musste über ihre Direktheit lachen und merkte, dass es gut so war, so wie alles gut war. Als die Kerzen langsam erloschen, die Sonne untergegangen und die Weinflasche leer getrunken war, hatten wir beide die nötige Ruhe, uns schlafen zu legen. Nun war alles zu diesem Thema gesagt, auch wenn es in Zukunft sicher noch viele Gelegenheiten geben würde, in denen wir unsere Entscheidung erneut besprechen und vielleicht überdenken konnten.

»Ich hoffe, dass ich zu Hause sterben kann«, sage ich und blicke dem Arzt dabei ins Gesicht. »Ich hoffe, dass meine Mitbewohnerin damit zurechtkommt. Ob sie sich damit wohlfühlt oder nicht, ist für mich von entscheidender Bedeutung, doch ich glaube, dass es kein Problem sein wird. Wir haben schon alles miteinander besprochen.«

Am Ende des Gesprächs bedanke ich mich bei meinem neuen Hausarzt für seine Offenheit. Kurz darauf mache ich es mir mit Tirza und einer Tasse Tee auf dem Balkon gemütlich. Es gibt so vieles, über das ich nachdenken muss. Ich möchte gerne ganz genau in mich hineinspüren, um Klarheit darüber zu bekommen, wie ich es genau gestalten möchte. Denn dass ich mich wirklich damit beschäftigen möchte, steht für mich außer Frage. Man kann das letzte Stück seines Lebens zwar nicht planen, aber ich kann sehr wohl Entscheidungen treffen und mir Gedanken darüber machen, was ich möchte, und vor allen Dingen darüber, was ich nicht möchte. Mein Gefühl sagt mir, dass aktive Sterbehilfe nicht zu mir passt. Ich finde, dass der Tod nichts ist, was man planen sollte. Aktive Sterbehilfe ist für mich eine typische Erscheinung der westlichen Gesellschaft: Wählen Sie ein Datum und eine Uhrzeit, und wir sorgen dafür, dass Sie sterben werden. Allerdings will ich auch nicht abstreiten, dass genau das für viele Menschen eine Erlösung sein kann. Ich glaube, Sterben ist so ähnlich wie Geborenwerden: Für jeden kommt irgendwann der richtige Zeitpunkt, der sich jedoch nicht vorherbestimmen lässt.

Vielleicht passt eine palliative Sedierung aber auch nicht wirklich zu mir, denke ich, während ich an meinem Tee nippe. Ich treffe meine Entscheidungen gerne bewusst, und so würde ich auch den Tod, wenn er denn kommt, gern bewusst erleben. Ich werde mit dem Tod zurechtkommen, denn ich werde, sobald mein Herz aufhört zu schlagen, in einer neuen, wunderbaren Welt empfangen werden. Ich stelle es mir angenehm vor, mithilfe von Morphinen schmerzfrei in den Himmel zu gelangen, doch ich denke auch, wenn ich mich mittels Morphinen und Schlafmitteln weit von meinem Bewusstsein und meiner Familie entfernte, würde mir etwas verloren gehen.

9

**»You are so beautiful, to me.
You are so beautiful, to me.«**

Joe Cocker (You are so beautiful)

Die Tage vergehen, alles scheint wie im Zeitraffer abzulaufen. Und da die Zeit so schnell verrinnt, muss ich mich entscheiden, wie ich sie verbringen will. Ich schreibe viel, gehe mit Tirza spazieren, verabrede mich mit meinen besten Freundinnen. Ich bereite meinen Abschied vor und lebe dabei ebenso in der Gegenwart wie im Zustand des Abschieds.

Ich habe Dorien gefragt, ob sie mit mir die Kleidung für meine Beerdigung kaufen möchte. »Ich möchte ein schönes Kleid, vielleicht eines, wie ich es bei einer Gala tragen würde, oder vielleicht auch lieber eines, wie ich es normalerweise trage. Auf jeden Fall möchte ich feminin in den Sarg, mit einem Kleid, Pumps und Schmuck«, sage ich zu Dorien.

Und so macht sich Dorien mit mir auf die Suche nach dem perfekten Kleid. Nach ein paar vergeblichen Versuchen bei Zara und H&M gelangen wir in die Negen Straatjes, ein Amsterdamer Stadtviertel, in dem es viele kleine Läden, Bars und Restaurants gibt. Dort gehen wir in eine kleine Boutique, und sobald ich den Laden betrete, weiß ich: Hier sind wir richtig. Mein Lieblingsrestaurant liegt direkt gegenüber, trotzdem ist mir die Boutique noch nie wirklich aufgefallen. Als ich mir gestern Abend in dem Restaurant einen Nachtisch holte, fiel mir mit einem Mal das Kleid im Schaufenster gegenüber auf: mit einem Blumenmuster in Rosa, Orange, Grün, Blau und Weiß und einem goldenen Reißverschluss vom Hals bis unter den Busen. Ich habe es gesehen und wusste sofort, das sollte es sein.

Der Laden ist klein und gemütlich. Dorien und ich sind die einzigen Kunden, und die junge Frau hinter der Kasse begrüßt uns freundlich. Der Schmuck ist über ein Dekobäumchen drapiert, die Kleider hängen rechts und links davon an Kleiderständern. Wir schauen uns kurz um und nehmen mehrere Kleider von der Stange: ein schwarzes aus feiner Seide, noch ein schwarzes aus einem glänzenden Stoff und mit einem Gürtel aus Glasperlen, dann natürlich das Kleid aus dem Schaufenster und ein oranges mit Stickereien.

Die junge Verkäuferin kommt auf uns zu. Ich schätze sie auf ungefähr fünfundzwanzig. Sie hat kurze, silber gefärbte Haare und ein offenes Gesicht. »Kann ich euch helfen?«

»Ich suche ein schönes Kleid, bei dem die Schultern bedeckt sind. Ich habe schon einige ausgesucht, aber vielleicht hast du ja noch eine andere Idee?«

»Ist es für einen besonderen Anlass gedacht?«

»Ja, es ist für einen besonderen Anlass. Das Kleid soll feminin, elegant und gleichzeitig raffiniert sein.« Sie bringt mir noch ein paar Kleider, und ich beginne mit der Anprobe. Die schwarzen Kleider kommen gar nicht infrage, sie würden meine leichenblasse Haut noch fahler aussehen lassen. Dorien fotografiert alle Outfits, die ich anprobiere.

»Darf ich fragen, um welchen Anlass es sich handelt?«, fragt die Verkäuferin. Ich sehe im Spiegel, wie sich mein Gesicht verfärbt. Die Atmosphäre im Laden ist gut, ich beschließe, ehrlich zu sein.

»Es klingt vielleicht seltsam, aber ich suche ein Kleid für meine eigene Beerdigung.« Sie schweigt kurz.

»Oje, bist du krank?«

»Ja, ich habe erfahren, dass ich unheilbar krank bin und möchte gerne selber meine Kleidung für die Beerdigung aussuchen.«

Kurze Zeit später verlasse ich in dem Kleid aus dem Schaufenster die Umkleidekabine. Es ist einfach wundervoll: farbenfroh, raffiniert und einfach wie für mich gemacht. Der goldene Reißverschluss an der Vorderseite verleiht dem Kleid eine besondere Note. Unter der Brust wird es mit einem Gummiband zusammengehalten und fällt dann weit.

Ich gehe näher an den Spiegel heran. »Es ist wunderschön«, flüstere ich. Ich berühre meinen Hals. Hier würde ein feines Goldkettchen sehr hübsch aussehen. Die Verkäuferin bringt mir eins. In der Mitte ist ein kleiner goldener Kreis eingearbeitet.

»Ich habe es auch noch mit einem Sechseck oder einem kleinen Steinchen.« Ich schaue mir das Kettchen an. Es ist perfekt.

»Nein, kein Sechseck. Den Kreis finde ich genau richtig, er ist so ein schönes Symbol.« Ich lege mir das Kettchen um den Hals, jetzt ist das Kleid perfekt. Ich kann mich selbst sehen, wie ich in diesem Kleid im Sarg liegen werde, und das Verrückte daran ist, dass mir dieser Gedanke nicht einmal unangenehm ist.

»Ich war auch schwer krank. Es ist seltsam für mich, zu wissen, dass du sterben wirst.«

»Ja, es fühlt sich auch für mich seltsam an. Aber zum Glück bin ich zurzeit noch fit und kann mich zum Beispiel darum kümmern, ein Kleid für meine Beerdigung zu kaufen«, antworte ich.

Sie erzählt, dass sie vor einem dreiviertel Jahr eine Behandlung gegen Lymphdrüsenkrebs hinter sich gebracht hat. Inzwischen geht es ihr zwar besser, doch sie hat immer noch mit den Auswirkungen der Therapie zu kämpfen. Ich finde es bemerkenswert, dass ich bei meiner Suche nach einem Beerdigungskleid gerade auf einen Menschen wie sie treffe. Sie scheint zu verstehen, was ich will und warum ich hierhergekommen bin. Sie ist eine Frau, die weiß, worum es im Leben geht.

»Wenn ich dir so zuhöre, wird mir klar, dass diese Dinge nicht mehr so erdrückend sind, wenn man sich mit ihnen auseinandersetzt«, stellt sie fest. »Als ich wusste, dass ich eine Glatze bekommen würde, habe ich in mehreren Läden nach einer schönen Perücke gesucht. Ich habe damit ein paar schöne Tage verbracht, aber zwischendurch habe ich mich manchmal gefragt, ob mir überhaupt klar ist, was ich da tue.«

Ich nicke. Dorien und ich sind heute auch nicht bedrückt, obwohl wir doch gerade dabei sind, mein allerletztes Kleid auszusuchen. Man könnte sogar sagen, dass wir richtig schön shoppen.

Ich schaue wieder auf mein Kleid. »Es wäre schön, wenn es ein Kettchen mit einem Unendlichkeitszeichen gäbe«, bemerkt Dorien. Die Verkäuferin geht nach hinten in den Laden und kommt wenig später mit einem Ring zurück.

»Den haben wir gerade erst hereinbekommen. Es ist ein goldener Ring mit einem Unendlichkeitszeichen.« Wir schweigen alle einen Moment lang. Ich stecke mir den Ring an den Finger. Zusammen mit dem Kreis an der Kette bildet er die perfekte Symbolik für meine Beerdigung.

»Jetzt brauche ich nur noch Pumps«, bemerke ich zu Dorien gewandt. »Auf Highheels in den Himmel.«

Ich bedanke mich bei der Verkäuferin. Heute war alles genau so, wie es sein sollte: das Kleid in den Negen Straatjes, einem der schönsten Stadtviertel Amsterdams, die unauffällige und dennoch wunderschöne Kette, der Ring, der zufällig gerade hereingekommen war, und die junge Frau, die uns geholfen hat. Sogar die Farben des Kleides sind perfekt und passen wunderbar zum Schmuck, denke ich mir, während ich aus dem Geschäft gehe.

10

**»That's why I want you to know:
I'm starting with the man in the mirror.«**

Michael Jackson (Man in the Mirror)

Ich trage mehrere Formen der Freude und des Kummers in mir. Ich möchte nicht schizophren klingen, doch ich erlebe in Momenten des Kummers, dass ich über verschiedene Teile meines Selbst trauere, die ich zurücklassen muss. All diese Personen, die ich in diesem Leben bin – Frau, Tochter, Schwester, Laura, Studentin, Kollegin, Freundin, eine Seele, ein Körper, ein Engel ohne Flügel –, haben ihre eigenen Emotionen.

Für den Engel ohne Flügel, der Laura auch ist, ist es nicht schwer, bald zu sterben, weil es sie nach Flügeln verlangt, die sie ausbreiten darf, um zum weißen Licht zu fliegen, wo sie zu Hause ist. Sie kann nicht anders, als sich zu freuen, auf die Zeit, die da kommen wird, und schon morgens beim Aufwachen dieses intensive Gefühl wahrzunehmen. Sie hat mit diesem Leben abgeschlossen und sehnt sich nach einem Platz im friedvollen Königreich, das Himmel heißt. Sie weiß seitdem sie fünfzehn ist, dass der Krebs in ihrem Leben ein wichtiges Thema bleiben wird. Sie findet, dass das Leben hier manchmal schwierig ist, weil sich der Körper, den sie tragen muss, so schwer anfühlt, und weil die Welt voller Kriege, voller großer Emotionen und voll von geistiger Armut ist. Sie möchte sich dem himmlischen Licht, dem Reichtum des Geistes, der Freude, dem Frieden und der Liebe zuwenden.

Die Studentin ist die, die erst vor Kurzem das Licht der Welt erblickt hat, im September 2012, als sie sich in einer Umgebung wiederfand, die der Welt, in der sie sich zu Hause fühlen könnte, verdächtig ähnlich war. Die Studentin stolzierte durch die Universität, auf ihren Stöckelschuhen, in ihren Kleidern und mit ihren Büchern in der Tasche. Sie hatte einen ungeheuren Elan: Schon um sieben Uhr morgens ging sie in die Bibliothek oder setzte sich zu Hause hinter ihren Schreibtisch. Der Studentin blieb neben ihrem Studium wenig Zeit zum Schlafen oder für andere Dinge, die nichts mit ihrem Studium zu tun hatten. Das war es, was sie wollte. Die Studentin führte sich jeden Tag aufs Neue vor Augen, was für ein besonderer Tag es wieder war, und sie hatte sich selbst eingeschärft, nach ihrer Krebserkrankung das Beste aus ihrem Leben und ihrem Ehrgeiz herausholen zu müssen. Das bedeutete, dass sie hart für ihre Ideale arbeiten wollte. Die Studentin hatte eine Zukunft für sich entworfen, die noch in alle Richtungen offen war: eine herausfordernde Stelle in einem Auktionshaus oder als Konservatorin am Rijksmuseum, eine berufliche Zukunft im Ausland. Mit ihrem zweiten Fach, der Politologie, hatte sie eine Kombination gewählt, die die Welt dringend benötigte: Sie würde neue politische Richtlinien für den Kunstsektor entwerfen. Anfangs wäre sie deshalb in Den Haag beschäftigt, dann in Brüssel, und anschließend bei den Vereinten Nationen, wo sie sich schließlich, kurz vor ihrer Pensionierung, mit dem Zusammenhang zwischen den universellen Menschenrechten und der Kunst beschäftigen würde.

Die Studentin fühlt sich beraubt. Sie fühlt sich ihrer Ideale, ihrer ehrgeizigen Ziele und ihrer Möglichkeiten beraubt. Sie vergießt Tränen um all das, was es seit April nicht mehr gibt. Sie weinte, als sie mit Tirza die Vorlesung über die Illusion in der Kunst besuchte. Die ehrgeizige Studentin war schließlich vor gar nicht allzu langer Zeit noch ohne Hund und ohne Krebs, aber mit ehrgeizigen Zielen und mit einer Zukunft dorthin gegangen. Aber das in einer früheren Zeit. Sie könnte immer weiter weinen, und es ist unglaublich, wie viel Kummer dieser Studentin das Fehlen der Zukunft bereitet.

Mein Körper ist froh, dass er gehen darf, lässt mich dabei jedoch wissen, dass es ihn noch gibt: Er schmerzt, ist müde, ausgezehrt und fühlt sich alles andere als gerade mal zwanzig Jahre jung an. Mich um ihn zu kümmern, fällt mir manchmal schwer. Als wäre er ein Kleinkind, für das ich sorgen muss, das quengelt, wenn es zu spät ins Bett geht, das weint, wenn es morgens aufwacht, das friert und Schmerzen hat. Ein Kind, das sich nachmittags um drei Uhr ausruhen muss. Ja, wirklich, er ist eine schwere Last. Und außerdem ist er für mich ein Fremder geworden. Wie lange kenne ich ihn jetzt: neunzehn Jahre. War das nicht ausreichend Zeit, um ihn kennenzulernen? Warum habe ich mich topfit gefühlt, obwohl ich bereits Metastasen hatte? Warum habe ich jetzt Bauchschmerzen, kippe einfach so um? Warum wache ich nachts von Schmerzen in den Beinen auf, die mich zu verbrennen scheinen? Ich weiß es nicht. Ich weiß nicht, was sich in meinem Körper abspielt. Und trotzdem, mein liebster Körper, habe ich nicht aufgehört, dich zu lieben. Ich habe nicht aufgehört, dich zu lieben, weil ich weiß, dass du um all das weinst, was du meinem jungen Geist nicht zu geben vermagst. Ich weiß, es würde dich zerreißen, wenn ich dir sagen würde, dass mein lebenslustiger Geist eigentlich auf der Suche nach einem neuen Körper ist. Ich weiß, dass du mir nicht absichtlich so viele Schmerzen zufügst. Ich weiß, dass du mich liebst, und ich weiß, dass ich dich auch liebe.

Ich verstehe dich nicht, aber ich bewundere dich für deine

Schönheit. Deine Makellosigkeit, deine Perfektion. Ich kann dich für die schmachtenden Blicke der Männer in einem Straßencafé bewundern, für die langen Beine, die in hochhackigen Schuhen besonders hübsch zur Geltung kommen, für deine Arme, deine langen, schmalen Finger, für dein Gesicht, für deine Proportionen. Für deine schöne Haut und deine Augen. Dafür, dass du immer mein geblieben bist. Dafür, dass du meine Eltern dazu bringst, sich nach mir zu sehnen, wegen der Berührungen, die seit meiner Kindheit in deinen Zellen gespeichert sind, oder wegen des Kusses, den wir uns erst vor Kurzem gegeben haben.

Es gibt immer irgendetwas, das mir wehtut: Mal ist es meine Schulter, dann wieder mein Arm, in den die Schmerzen ausstrahlen, oder mein Bauch, der nicht mehr viel Nahrung verträgt, oder auch meine Beine, die mich nicht mehr tragen können. Ich glaube, mein Körper freut sich auf die Befreiung, die ihn erwartet, und darauf, dass das Herz nicht mehr so heftig schlagen muss. Er fühlt sich alt und verbraucht an. Doch sicher bin ich mir all dessen nicht, weil ich die Verbindung zu meinem Körper verloren habe.

Für die Schwester und die Freundin stehen die menschlichen Beziehungen im Vordergrund. Sie spürt die Trauer der Menschen um sie herum. Sie sieht den Kummer in den Augen der anderen, wenn sie erzählt, wie sehr ihr Körper schmerzt, weil niemand ihr dieses Schicksal wünschen würde. Manchmal ist es schwer für sie, weil sie wegen der leidvollen Blicke ihrer Liebsten manchmal zu vorsichtig ist, ihren Kummer zu teilen. Sie kann die Gefühle der Menschen, die sie umgeben, bestimmen. Sie bestimmt den Ablauf, sie bestimmt, was gemacht wird und wie es gemacht wird. Sie öffnet sich, sie verschließt sich. Und sie ist sich all dessen bewusst. Sie weiß, dass sie nicht immer verletzlich sein darf, weil ihre Verletzlichkeit auch die anderen um sie herum berührt, verletzlich macht und betrübt. Und doch lernt sie immer öfter, ihre Verletzlichkeit zu teilen.

Indem sie die Atmosphäre bestimmt, bestimmt sie auch, wie mit der Verletzlichkeit umgegangen wird. Sie zeigt klar und deutlich, wie es um sie steht, und weiß ihre Grenzen zu setzen.

Die Frau in mir weiß nicht genau, was sie von alledem halten soll. Sie hätte gerne länger gelebt, hätte gerne noch die große Liebe erlebt, wild herumgeknutscht und ihren Prinzen auf dem weißen Pferd getroffen. Sie vermisst die Berührung einer Hand, die ihr übers Haar streicht, wünscht sich, dass jemand etwas für sie empfindet, der außerhalb der Familie und des Freundeskreises steht. Der weibliche Körper sehnt sich nach Liebe, doch ich weiß genau, was ich will: wahre Freundschaft, die nicht auf Lust, sondern auf Liebe und gegenseitigem Respekt basiert. Die Frau in mir hat sich notgedrungen damit abgefunden, dass es keine Romanzen, Knutschereien oder Prinzen geben wird. Denn in der Liebe darf es kein Haltbarkeitsdatum geben, auch wenn Liebe und Tod eigentlich zusammenpassen sollten. Ich möchte jedoch keinen Partner mehr an meiner Seite haben. Ich bin zu gerne alleine und habe ein zu ausgefülltes Leben, um noch jemanden nah an mich heranzulassen. Die Frau in mir ist traurig, aber sie versteht meine Entscheidung. Sie schätzt sich glücklich, weil sie ihre Weiblichkeit so liebt. Sie mag ihre Kleidung, liebt es, in Stöckelschuhen unterwegs zu sein. Die Frau in mir feiert jeden Tag ein Fest. Die Frau in mir mag ihre Emotionalität, ihren weiblichen *Touch*.

Die Tochter möchte gerne Kind sein. Sie möchte von ihren Eltern versorgt werden, so wie früher. Ich sehne mich nach meiner Mutter, die sich um mich kümmert, nach ihren Händen, die so sanft sind. Ich sehne mich nach der Art, wie sie meine Hände eincremt, so wie nur sie das kann. Ich sehne mich nach einer Massage, einem Kuss. Ich sehne mich nach Papa, der mir Ratschläge gibt und mit mir kuschelt. Ich hoffe, dass ich irgendwann mal meinen Küchenschrank öffne und alle Zutaten darin vorfinde, die man für den Kuchen braucht, den Papa immer an den Wochenenden gebacken hat, wenn ich bei ihm war.

Meine Eltern können sehr viel für mich tun: Sie können mir Liebe geben und einfach so sein, wie sie sind. Ich verlange von ihnen das Unmögliche: Einerseits sollen sie mich loslassen auf meinem Weg in den Tod, weil ich fühle, dass ich dorthin alleine gehen muss. Andererseits verlange ich nach ihrer Nähe. Nach ihrer Sorge, ihrer Liebe, ihrer Aufmerksamkeit, ihrer Weisheit, dem Gespräch mit ihnen. Ich sehne mich danach, dass sie bei mir stehen, um mich wegzutragen. Sich keine Sorgen um mich machen und mich auf meinem Weg in die Unendlichkeit ziehen lassen. Ich sehne mich nach den sanften Händen meiner Eltern, nach ihren Armen, die mich halten.

11

»Brothers and sisters feel fine. It's the time of your lives. (…) And it's me they're looking for. And it's me, I will never survive. But we'll be around some more.«

Coldplay (Brothers & Sisters)

Ich erlebe Tage, von denen ich vor kurzer Zeit noch nicht hätte ahnen können, dass sie einmal kommen würden. Mein Körper schmerzt und ist schlapp, aber er ist noch nicht am Ende. Mein Geist ist es, der immer mal wieder andeutet, dass es ihm langsam reicht. Es sind nicht die körperlichen Gebrechen, es ist die Seele, die nach ein wenig Sauerstoff verlangt. Weil jede Planung mich zu sehr einengt, erfahre ich es immer wieder als Überraschung, dass ich noch ein wenig weiterleben kann. Und es gibt noch so viel zu tun in den letzten Monaten. Schreiben, soziale Kontakte, meine Arbeit und die Sorge um meinen Körper.

Ich habe kein bestimmtes Ziel mehr in diesem Leben. Ich möchte einfach nur noch sein. Aber reicht mir das wirklich? Bei all den Zielen, die ich hatte und dann fahren lassen musste, bleibt wenig, wonach ich noch streben könnte. Habe ich wenig Zeit, fällt es mir leicht, glücklich zu sein. Zu viel Zeit bereitet mir dagegen Kummer, weil ich manchmal nicht weiß, womit ich sie ausfüllen könnte. Seit Mitte April 2013 steht mein Leben im Zeichen des Sterbens, mit allem, was dazugehört. Ich verrichte Hilfsarbeit, habe mein Studium auf Eis gelegt, wohne in einer Wohnung, die meine letzte sein wird, habe einen wunderbaren Hund, weil ich bald sterben werde. Für meine Beerdigung ist alles geregelt, und meine Patientenverfügung, in der ich mich gegen lebensverlängernde Maßnahmen ausspreche, liegt in der Kommode. Das sind nur die praktischen Angelegenheiten, die Äußerlichkeiten. Aber was ist mit den inneren Prozessen, die jeden Tag aufs Neue beginnen? Jeder Tag ist ein Geschenk, doch jeder Tag beginnt auch mit dem Gedanken, er könnte mein letzter sein. Jeden Tag ist da wieder der Krebs, jeden Tag aufs Neue ist da der Tod. Nichts in meinem Leben ist von Dauer, weil ich alle meine Zukunftsträume am 18. April, dem Tag meiner Diagnose, über Bord geworfen habe. Seitdem stürze ich mich auf die Gegenwart, deren tägliches Hauptthema der Tod ist. Es kann und darf jeden Tag vorbei sein. Ich bin bereit.

Aber bin ich auch bereit für das Leben?

Was, wenn ich bei einer Kontrolluntersuchung erfahre, dass alles nicht so schlimm ist? Dass mein Leben, dem angeblich keine Dauer beschieden ist, vielleicht doch nach einer Zukunftsvision verlangt? Ich lebe jeden Tag, als wäre er mein letzter. Aber was, wenn es noch lange dauert? Es ist bizarr, mit Tumoren im Körper zu leben, die zwar lebensbedrohlich, aber noch nicht groß genug zum Sterben sind.

Ich beschließe, neugierig auf die Prozesse in meinem Körper zu sein und eine CT machen zu lassen. Die Tumoren scheinen kaum gewachsen zu sein.

»Genieß die Zeit, die du noch hast«, sagt Doktor Veenstra, als er mich anruft, um mir das Ergebnis mitzuteilen. Aber wie lange kann ein Mensch einfach nur genießen? Vielleicht lebe ich ja noch zehn Jahre? Wie oft schon wurde von mir erwartet, alles loszulassen? Mit fünfzehn wurde ich krank. Ich ließ mein fünfzehnjähriges, unbekümmertes Leben hinter mir, um es stattdessen gegen das Leben einer Schwerkranken einzutauschen. Zwar ging es mir danach besser, doch ich musste mühevoll meinen Weg zurück ins Leben finden. Erst in Amsterdam, wo ich zum ersten Mal wieder eine Zukunftsperspektive hatte, nahm ich mein Leben in die Hand. Nicht einmal ein dreiviertel Jahr später musste ich auch diese Zukunftspläne erneut aufgeben. Die Perspektive, für die ich so lange gekämpft hatte, war mit einem Schlag verschwunden. Stattdessen wurde der Tod zu meiner Zukunftsperspektive. Und jetzt, da die CT-Bilder zeigen, dass die Tumoren nicht sonderlich schnell wachsen, soll ich vielleicht auch diese Perspektive fallen lassen, um mir eine neue Zukunft aufzubauen. Nur, um diese abermals aufzugeben, sobald ich weiß, dass sich mein körperlicher Zustand durch die Tumoren in nächster Zukunft deutlich verschlechtern wird. Ich habe mir den Kopf zermartert: Was soll ich machen, wenn ich mehr Zeit habe als erwartet? Dieser Gedanke überfiel mich immer wieder, machte mich innerlich ganz leer. Ich weinte um alles, ich weinte um die Tage, ich weinte um die Nächte. Ich weinte um die Monate, die zwar verstrichen, aber niemals enden wollten.

Nach einigen Tagen stand ich voll frischer Tatkraft auf. Ich möchte mein Glück und meine Kraft nicht mehr von etwas abhängig machen, das ich nicht beeinflussen kann. Ein Arzt, der mir erklärt, dass meine Tumoren wachsen, macht mich weder glücklich noch unglücklich. Selbst wenn die Tumoren irgendwann stärker wachsen, halte ich mein Glück immer noch selbst in den Händen. Diese Tatkraft gibt mir Raum für die Entscheidung, dass der Krebs nicht mehr über meine Fähigkeit, glücklich oder unglücklich zu sein, bestimmen darf. Ich lasse den Krebs los. Er wird mich nicht loslassen, doch er wird nicht mehr Herr über mein Glück sein.

Die Zeit ist mein größter Feind. Mein größter Feind und meine größte Angst. Die Angst, dass es noch einige Jahre dauern wird, bevor ich sterbe. Mein Leben ist perfekt, und das ist gut so. Es klingt einfach, wenn man sagt, die Zeit sollte für niemanden der Leitfaden im Leben sein. Doch weil ich mich ständig mit dem Tod auseinandersetze, lebe ich nicht mehr richtig.

Jetzt, da ich weiß, dass die Tumoren in meinem Körper nicht allzu schnell wachsen, traue ich mich langsam wieder, etwas mehr zu planen. Das macht mich froh. Noch bin ich ein wenig unsicher, aber ich schmiede Pläne für eine Urlaubsreise in ein paar Monaten. Ein ziemlich ungewohntes Gefühl. Doch die Tatkraft verschafft mir einen völlig neuen Blick auf mein Leben. Die Tumoren haben sich nicht verändert, nichts hat sich verändert, aber meine Augen sehen eine neue Welt.

Meine Brüder und ich setzen nun unsere Vorhaben, uns gemeinsam ein Tattoo stechen zu lassen und den Mont Ventoux zu besteigen, in die Tat um. Ich lebe noch und bin noch einigermaßen fit, also schieben wir unsere Pläne nicht mehr auf die lange Bank. Nach einem Nachmittag im Tattoo-Studio sind zu meinem Unendlichkeitszeichen vier Füße dazugekommen. Auf Daans Brust ist jetzt ein Unendlichkeitszeichen mit vier Blättern – als Symbol für uns vier Geschwister – zu sehen, und auf Jims und Joeps Arm prangt das Unendlichkeitszeichen mit meinem Namen. Nun sind wir bereit für den Mont Ventoux.

Genau wie damals bei der Montour starten wir am Fuß des Berges. Nur geht es jetzt nach oben auf den Gipfel anstatt in Richtung Norden. Meine Brüder gehen zu Fuß auf den Berg, ich fahre mit dem Auto voraus. Wenn sie um die Kurve kommen, fotografiere ich sie und versorge sie unterwegs mit kleinen Leckereien. Ich gönne mir einen schönen Tag.

Während wir so den Berg hinaufsteigen und dabei die Aussicht genießen, erinnern wir uns an alles. Die Höhen, die Tiefen, unsere gegenseitige Liebe. Die Träume, das Wagnis, die Tat. Ich spüre die Kraft des Berges, die Ruhe, die von ihm ausgeht. Was für ein herrlicher, besonderer Berg er doch ist. Ich genieße alles an ihm, seine Schönheit, seine Kraft und die Energie, die in mir aufsteigt, sobald ich mit ihm in Verbindung stehe.

Mir laufen Tränen übers Gesicht, als ich alleine von Bedoin aus auf den Gipfel des Mont Ventoux fahre. Die weißen Felsen leuchten mir entgegen, und ich denke an mein Leben, daran, wie oft ich den Mont Ventoux inzwischen gesehen habe, und daran, dass ich jedes Mal eine andere wurde, nachdem ich dem Berg begegnet war.

Wie immer ist es ein außergewöhnlicher Moment, als ich das Wiedersehen mit dem Gipfel des Mont Ventoux feiere, mit Champagner, Kerzen und drei wunderbaren Männern.

Es war etwas ganz Besonderes, zuzuschauen, wie meine Brüder sich dem Gipfel näherten, mit ihrem Teamgeist, aber jeder in seinem eigenen Tempo und mit seiner eigenen unverwechselbaren Gestalt. Immer wenn ich irgendwo anhielt, um sie zu fotografieren oder ihnen einfach zuzusehen, wurde ich von einer seltsamen Woge des Stolzes übermannt. Manchmal ging Jim voraus, dann wieder Joep oder Daan. Meist unterhielten sie sich lächelnd, voller Begeisterung und Energie. Ich sah es bereits vor mir: So wird es sein, wenn ich einmal nicht mehr bin. So werden sie zueinander stehen, wenn sie zu dritt zurückbleiben. Mal geht der eine voraus, mal der andere, aber sie werden immer ein wunderbares Team sein.

12

»I won't be the last. I won't be the first.
Find a way to where the sky meets the earth.«

Eddie Vedder (End of the Road)

Eines Abends drehe ich mit Tirza eine große Runde durch den Park. Es riecht nach frischgemähtem Gras. Ich laufe in die untergehende Sonne und schließe meine Augen, während ich einfach weitergehe. Nach ungefähr zehn Sekunden öffne ich sie wieder, um zu sehen, ob die Richtung noch stimmt. Ein Lächeln gleitet über mein Gesicht, das von den letzten Sonnenstrahlen gewärmt wird.

Obwohl ich die Augen immer noch geschlossen habe, marschieren Tirza und ich mit festen Schritten weiter und holen einen Mann mittleren Alters mit einem braunen Labrador ein. Während Tirza mit dem Hund spielt, unterhalte ich mich mit dem Mann. Wir reden über den treuen Charakter unserer Labradore und über die Liebe, die sie uns geben.

»Wie alt ist deine Hündin?«, fragt er.

»Ungefähr anderthalb Jahre.«

»Ich habe dich hier noch nie mit ihr gesehen«, stellt er fest.

»Ja, das stimmt. Ich habe sie noch nicht so lange.«

»Hast du sie aus dem Tierheim?« Ich zögere kurz, bevor ich antworte. In der letzten Zeit habe ich gemerkt, dass ich ehrlich darüber Auskunft geben möchte, warum ich Tirza habe.

»Sie ist mein Assistenzhund«, erkläre ich.

Der Mann reagiert so wie die meisten anderen Menschen auch: »Wie interessant. Hast du einen Kurs besucht, um sie auszubilden?«

Fast alle halten mich für die Ausbilderin, weil ich nicht aussehe, als würde ich Hilfe benötigen. Ich schüttle den Kopf. »Nein, sie ist mein Assistenzhund.« Ich lege die Betonung auf »mein«.

»Sie hat zuerst ihre Ausbildung abgeschlossen und ist dann zu mir gekommen.« Der Mann schweigt kurz. »Darf ich fragen, wofür du Hilfe brauchst?«

»Ich habe Krebs, der gestreut hat. Seit zwei Monaten weiß ich, dass ich austherapiert bin. Tirza ist jetzt mein Assistenzhund. Ich weiß nicht, wie krank ich noch werde, aber vielleicht kann sie mir später bei einigen Dingen behilflich sein.«

Tirza und der andere Hund spielen miteinander. Sie brauchen sich keine Sorgen über die Angelegenheiten der Menschen zu machen.

»Du wirkst noch recht jung.«

»Ich bin neunzehn.«

»Darf ich dir etwas erzählen? Als ich ein wenig älter war als du wollte mein Herz nicht mehr so richtig. Die Ärzte hatten mich schon aufgegeben. Sie hatten keine Ahnung, was mit meinem Herzen los war. Manchmal hatte ich zwei schwere Rhythmusstörungen am Tag. Im Krankenhaus ist der Junge, der im Bett neben mir lag, gestorben. Dann ging es mir wieder besser, aber vorher habe ich schon das Licht gesehen. Ich stand vor der Pforte, war kurz davor, zu sterben und habe auf mein ganzes Leben zurückgeblickt. Vielleicht möchtest du das gar nicht wissen, aber es ist herrlich dort oben im Himmel. Du wirst da Frieden finden, wahren Frieden.«

Ich schaue in den Himmel, den unendlichen Himmel, unter dem wir dahingehen. Wie schön ist doch das Leben, und wie viel gibt es mir, denke ich, während ich noch einen Blick nach oben werfe.

»Danke schön für die wunderbare Botschaft«, flüstere ich, »auch ich glaube an die Pforte und den Frieden. Was auch immer mit mir geschieht, ich werde Ruhe finden, wenn mein körperliches Leid beendet ist.«

13

**»Here we are, we're still here.
And what a beautiful mess this is.«**

Jason Mraz (A Beautiful Mess)

Roos und ich drehen einen Film für meine Beerdigung. Auch wenn es vielleicht noch lange nicht so weit ist, möchte ich bestimmte Dinge schon jetzt regeln, damit ich dann, wenn ich dafür keine Energie mehr habe, nichts mehr zu tun brauche. Natürlich müsste ich solch einen Film gar nicht machen, aber es ist nun einmal mein Wunsch. Zu der Entscheidung, dass ich aus dem Vollen leben will, gehört für mich auch, meinen Abschied zu organisieren. Würde ich die Gedanken über meinen Abschied nicht zulassen, könnte ich das Leben in der übrigen Zeit nicht immer zu hundert Prozent auskosten.

Leben und Tod gehen immer stärker ineinander über. Nachdem wir ein wenig über die Kleidung, die Schauplätze und vor allem den Inhalt gesprochen haben, beschließen wir, den Film auf der Basis eines Interviews zu machen, für das wir uns gemeinsam Fragen überlegen. Im Übrigen soll es ein Rückblick auf mein Leben werden, mit Fotos und, wenn möglich, kurzen Filmausschnitten. Es soll eine richtige Geschichte werden. Es ist ein schöner Gedanke, mit diesem Projekt etwas zu meiner eigenen Beerdigung beizutragen. Und ich genieße es sehr, in meine eigenen Archive einzutauchen. Schließlich möchte ich mir einen guten Überblick über mein Leben verschaffen.

Als ich einmal alleine zu Hause bin, hole ich alle Fotoalben meiner Kindheit hervor. Ich fange bei meinem ersten Album an, es enthält Bilder aus meiner Babyzeit, bis ungefähr zu meinem vierten Geburtstag. Der Einband ist hellblau, mit altmodischen Kinderwagen und Blumen auf dem Einband. Ein richtiges Babyalbum. Ich hole tief Luft und schlage die erste Seite auf.

Es fängt mit meiner Geburtskarte an. Ich sehe vier Füße, der letzte ist golden. Auf der Innenseite steht: »Die Zukunft liegt in diesem Kind, eine Zukunft, die jeden Tag aufs Neue beginnt.« Als ob die Zeit meine Eltern und mich eingeholt hätte. Der Text ist mir heute wie auf den Leib geschrieben. Ich blättere weiter und sehe Fotos von drei Jungen, meinen Brüdern, die sich über ihr kleines Schwesterchen beugen. Sie küssen mich und scheinen ganz außer sich vor Freude über die Geburt ihrer kleinen Schwester zu sein. Auf einem anderen Foto liege ich in Papas Armen, der, wie es scheint, gerade erst aufgewacht ist. Ich blättere weiter und finde noch mehr Fotos, auf denen ich von meinen drei Brüdern liebevoll geherzt werde.

Obwohl ich das letzte von vier Kindern bin, haben meine Eltern auch noch das kleinste Detail meiner Kindheit festgehalten: ein Foto von mir mit Mützchen, ein Foto von mir auf meinem ersten kleinen Fahrrad. Ich kann mir beim Wachsen zusehen. Ich schaue mir meine Kinderfotos mit meinem heutigen Wissen an und sehe mich so mit ganz anderen Augen. Ich sehe die strahlenden Augen eines kleinen Mädchens, das daran glaubt, eine Zukunft zu haben. Ich denke an sie, daran, wie ich einmal war. Sie hatte das ewige Leben und konnte sich alles wünschen, was ihr in den Sinn kam. Sie konnte Prinzessin werden, und ihr kleiner

Freund da neben ihr war der Prinz. Sie würde Ministerpräsiden-
tin werden und viele Kinder haben. Immer war sie es, die sich
zuerst zu springen traute, dann erst folgten ihr die anderen. Und
auch wenn sie Zukunftsträume hatte, dachte sie niemals wirklich
an die Zukunft, weil ihr die Gegenwart genügte. Sie konnte sich
unendlich lange mit einer Sandburg beschäftigen oder mit ihren
Freundinnen spielen. Sich stundenlang nur mit einem Ball und
einer Bordsteinkante amüsieren. Und dann waren da die Nachmittage am Meer: Mehr als das wogende Wasser brauchte es nicht
für einen gelungenen Sonntagnachmittag. Ihr Leben war schlicht,
aber voller Energie. Sie erlebte wunderbare Nachmittage mit
einem Kartenspiel, einer Packung Chips und einer Decke über
den Beinen. Abends schlief sie beim Fernsehen auf dem Schoß ihres Vaters ein. Dazwischen machten sie lange Spaziergänge durch
den Wald, die so weit waren, dass ihre Beine sie eigentlich nicht
mehr richtig tragen konnten. Sie hatte eine unbeschwerte Kindheit und war bereit für eine ebensolche Zukunft. Doch es sollte
anders kommen.

All diese vergangenen Momente haben mich zu der gemacht,
die ich heute bin. Diese Momente erscheinen mir nun lediglich
als die Vorbereitung auf meine wahre Aufgabe, den Weg des Lebens und des Todes zu gehen. Als ich meine Fotoalben schließe
und mir Fotos im Computer ansehe, die noch nicht eingeklebt
wurden, finde ich unter meinen Dateien ein Dokument mit dem
Namen »Das Dahinscheiden«. Ich öffne es. Es stehen kurze Noti-
zen darin. »Wenn ich sterben muss, möchte ich vorher noch gerne
zu einem Coldplay-Konzert gehen. Und wenn ich noch länger
leben darf, möchte ich gerne die Welt verbessern, weil mich Armut schmerzt.« Ich seufze. Wie lange ist es her, dass ich das geschrieben habe? Ich schaue auf das Erstellungsdatum des Doku-
ments: August 2010. Schon damals dachte ich ans Sterben, weil
der Tod ein Jahr zuvor zu einer realistischen Möglichkeit in meinem Leben geworden war. Ich fange an, ein paar Wünsche über

das tatsächliche Sterben dazuzutippen. Ich schreibe darüber, wie ich mir mein Begräbnis vorstelle, wie ich mir den letzten Tag meines Lebens auf dieser Erde erträume und vor allem, wie die Atmosphäre beim Gottesdienst sein soll. Es gibt mir Ruhe, all das mit einem frischen Blick zu betrachten, und ich merke sehr schnell, wie ich beim Tippen innerlich gelassen werde. Ich kann mich für einen kurzen Moment dem Tod anvertrauen.

Am Abend schaue ich mit Mama ein paar Fotoalben an, die noch auf dem Tisch liegen. »Ach, war ich da noch jung, das ist ja zwanzig Jahre her. Wie die Zeit verfliegt«, sagt Mama. »Noch mal zwanzig Jahre, und ich bin schon über siebzig«, fügt sie hinzu.

»In zwanzig Jahren bin ich zwanzig, höchstens einundzwanzig«, erwidere ich. Das ist für mich vielleicht das Allerseltsamste an der Tatsache, dass ich sterben muss. Meine Lebenslinie endet, während alle meine Freundinnen älter werden und all das erleben werden, was ich nicht mehr erfahren kann. Sie werden heiraten, sie werden Kinder kriegen, sie werden promovieren, sie werden in Rente gehen, sie werden reisen, sie werden jedes Jahr Geburtstag feiern.

»Manchmal fühle ich mich leer, weil mein Leben nicht weitergeht, aber dann wird mir bewusst, dass ich so viele andere Dinge bekomme. Ich werde nicht heiraten oder Kinder bekommen, aber das Leben gibt mir so viel anderes Schönes«, sage ich, nachdem wir eine Weile geschwiegen haben.

Ich finde kurze Filme von meiner Fahrradtour im Computer, viel bearbeitetes, aber auch noch viel unbearbeitetes Material. Ich schicke sie Roos, damit sie schon mal damit anfangen kann. Ich lege die Fotos aus meinem Album auf den Scanner und schicke auch sie an Roos.

Kurz darauf beschließen wir, an einem schönen Sommertag auf dem Land zu filmen, mitten unter Kühen und Schafen auf einer Blumenwiese. Wir stellen die Kamera vor einem herrlichen Rosenstrauch mit rosa Blüten auf, die bis in den Himmel zu wachsen scheinen.

»Bis wann soll der Film eigentlich fertig sein? Möchtest du ihn selbst noch sehen, oder wäre es für dich okay, wenn ich das Material erst kurz vor der Beerdigung zusammenstelle?« Roos sieht mich an.

»Nun ja, du kannst die Deadline ziemlich wörtlich nehmen.« Ich pruste vor Lachen.

»Das finde ich so schön an diesem Tag. Die Stimmung ist so locker, als wäre der Film für uns etwas völlig Abstraktes, das nichts mit deinem Tod zu tun hat. Dabei ist gleichzeitig alles sehr emotional, weil uns klar ist, dass dieser Film nicht irgendein Projekt ist. Und als ich letzte Woche die Filme von der Montour bekommen habe, musste ich daran denken, dass deine Eltern diesen Film kurz nach deinem Tod sehen werden. Und dass er auch auf deiner Beerdigung gezeigt werden wird. Das alles macht diesen Tag heute so unwirklich und intensiv.« Roos schweigt kurz.

Ich weiß, dass ich meine Freundinnen durch die Bitten, die ich an sie richte, in mein Leben und auch in die Trauer, die kommen wird, mit einbeziehe. Ich finde es wunderbar, dies mit ihnen zu teilen, mit ihnen die Kleidung auszusuchen, die ich im Sarg tragen werde, einen Film für meine Beerdigung zu drehen. Zugleich spüre ich aber auch, dass das für Roos nicht immer leicht ist.

»Ich würde es nicht anders wollen, Laura. Ich hoffe, dass ich nie wieder einen Film für eine Beerdigung machen muss. Gleichzeitig finde ich aber auch, dass es das Wertvollste ist, was ich für dich tun kann.«

Nach dem Mittagessen schalten wir die Kamera ein. Roos sitzt mir gegenüber auf einem Stuhl. Ich schaue sie an, die Kamera steht links von mir. Die Fragen haben wir zuvor zum Teil schon durchgesprochen, weil es einiges gab, das ich unbedingt sagen wollte, aber es soll trotzdem Raum für Spontaneität bleiben.

»Wie kommt es, dass ich beim Lesen deines Blogs so fröhlich werde?«, fragt Roos.

»Du meinst, dass du keine Traurigkeit spürst, wenn du meinen

Blog liest?« Als ich zum zweiten Mal an Krebs erkrankte, habe ich begonnen, einen Blog zu gestalten. Ich schreibe dort über meine Erfahrungen und darüber, wie ich die Welt sehe. Womit ich meine Tage ausfülle und wie ich mich fühle. Ich habe diesen Blog »LEEF« (LEBE), genannt, in Großbuchstaben, denn so viel ist das Leben wert. Inzwischen folgen viele Leser dem Blog. Ich versuche, die Menschen in mein junges Leben mit dem Krebs mitzunehmen. Das digitale Tagebuch ermöglicht es mir aber auch, bestimmte Linien in meinem Leben und meinen Entscheidungen besser zu erkennen.

Ich nicke, denn es stimmt, was Roos sagt. »Ich glaube, das liegt daran, dass in dem Blog etwas Wesentliches im Mittelpunkt steht, nämlich, dass es im Leben darum geht, was du aus einer Situation machst, und nicht, was die Situation mit dir macht. Fast alles im Leben scheint machbar. Doch dringt man zum Kern des Lebens vor, stellt sich heraus, dass eben doch nicht alles machbar ist. Durch den Krebs habe ich gelernt, dass ich nicht alles selbst beeinflussen kann. Es gibt keine Heilung bei Krebs, und man wird nicht durch Willenskraft gesund. Trotzdem möchte ich aus meiner Situation in qualitativer Hinsicht so viel wie möglich herausholen, und diese Wahl habe ich sehr wohl. Entscheidungen zu treffen macht glücklich und schenkt Freiheit statt Traurigkeit.«

»Warum kennst du keine Angst?«, fragt Roos.

»Weil ich weiß, dass ich keine Angst vor dem Tod zu haben brauche und somit auch nicht vor dem Leben. Ich glaube, dass alle Angst in der Furcht vor dem Tod wurzelt, oder vor dem Moment kurz vor dem Sterben, in dem wir die Erde loslassen müssen. Ich vertraue darauf und weiß, dass das nicht das Ende sein wird. Meinen Körper werde ich zwar demnächst verlassen, doch den Teil von mir, der ewig ist, wird es immer geben. Aber warum ich keine Angst habe, kann ich nicht genau erklären. Es ist nämlich besonders schwierig, sich über ein Gefühl Klarheit zu verschaffen, das man gar nicht kennt.«

»Hilft dir die Religion dabei?«

»Meine Ansichten über das Leben und damit auch meine Spiritualität helfen mir ganz sicher. Das Gefühl des Vertrauens und mein Wissen, dass ich nach meinem Tod in einer wunderbaren Welt weiterleben werde, geben mir sehr viel Kraft, im gegenwärtigen Moment zu leben.«

»Und welche Religion meinst du damit?«

»Ich habe mir meine eigene Religion geschaffen, eine, die keine einzige Religion ausschließt und sie alle umarmt. Für mich ist Religion das, was das Beste aus einem Menschen herauszuholen vermag, weil jeder Mensch von einer göttlichen Kraft angetrieben wird. Ich habe mir deshalb aus jeder Religion das herausgesucht, was zu mir passt.«

Roos wechselt schnell von einem Thema zum nächsten, weil wir für die Beerdigung noch ungefähr zehn Minuten Film freilassen müssen.

»Du schreibst in deinem Blog, dass du eine Lebenskünstlerin bist. Kannst du das kurz erklären?«

»Ein Künstler hat ein Auge für die kleinen Dinge des Lebens. Er macht aus alltäglichen, menschlichen Beschäftigungen etwas Besonderes, etwas zum Anschauen. Das ist die Kraft der Kunst. Wie ich vorhin schon gesagt habe, finde auch ich mein Glück in den alltäglichen Dingen des Lebens. Aus diesem Grund wage ich auch zu behaupten, eine Lebenskünstlerin zu sein. Jeder lebt sein Leben auf seine Weise, doch für mich liegt die Kraft des Lebens im Alltäglichen, das wir zu etwas Außergewöhnlichem machen sollten.«

»Hattest du je das Gefühl, geheilt zu sein?«

Ich blicke kurz zu Roos. Diese Frage hatten wir nicht abgesprochen, und es ist das erste Mal, dass jemand sie mir stellt. Ich denke einen Moment nach und komme dann zu dem Schluss, dass ich mich nie gesund gefühlt habe. Ich bin nie wirklich frei gewesen vom Kranksein.

Ich schüttle den Kopf. »Nein, ich habe mich nie richtig geheilt gefühlt, nicht einmal an den schönsten Tagen. Irgendwie hat der Krebs in meinem Leben immer eine Rolle gespielt. Ich habe mich mit aller Macht auf das Leben konzentriert, auf den Weg, der direkt vor mir lag. Ich wollte geradeaus und war mir dabei immer bewusst, dass ich auch in einen Seitenweg abbiegen könnte. Der Seitenweg stand für den Krebs.«

»Versteht dein Umfeld deine Entscheidungen?«

»Mein näheres Umfeld versteht sie, weil die Menschen mich kennen. Für die Außenwelt sieht es zwar so aus, als stünde der Krebs bei mir und meiner Familie im Vordergrund, aber wir machen einfach weiter mit der Liebe, die es schon immer gab …«

Ich werde von Tirza unterbrochen, die gerade einem Huhn hinterherjagt, das uns lauthals mitteilt, dass es um sein Leben rennen muss. Roos und ich brechen in Lachen aus. Tirza kommt unschuldig angetrottet, als ich sie zu mir rufe.

»Ich finde es so abgefahren: Die Menschen, denen ich erzählt habe, dass ich mit dir einen Film machen werde, glauben, es wäre heute ein schwerer Tag für uns, und dann rennt Tirza außerhalb des Bildes hinter einem Huhn her«, sagt Roos.

Wir setzen uns wieder.

»Wo sind wir stehengeblieben? Ach ja, bei den Entscheidungen.« Ich halte kurz inne und komme wieder auf unser Gespräch zurück.

»Mit meinen Brüdern kann ich immer noch ganz normale Abende verbringen, weil uns etwas verbindet, das unabhängig von dem ist, was jetzt mit uns geschieht. Ich fühle mich reich beschenkt mit meinen Liebsten, auch wenn sie mich nicht immer verstehen konnten. Gerade weil sie mich immer meinen eigenen Weg gehen ließen und bedingungslos für mich da waren, waren sie mir eine Stütze. Alle um mich herum haben mich mein Leben so führen lassen, wie ich es wollte.«

»Was würdest du der Menschheit gerne mit auf den Weg geben?« Ich sehe Roos an und sie mich. Das ist die letzte Frage. Dann ist der Film fertig für den Schnitt. Aber es ist genau diese Frage, die mich so bewegt. Ich kann nur hoffen, genau wie vielleicht jeder andere, der sterben muss, dass ich die Welt ein klein wenig schöner zurücklassen werde.

»Soll ich jetzt in die Kamera schauen?«, frage ich Roos. Bei den anderen Fragen habe ich Roos angesehen, weil das Interview so natürlicher wirkt. Ich schlucke. Nun, da es so weit ist, weiß ich auf einmal nicht, was ich sagen soll.

»Vielleicht möchte ich den Leuten ja gar nicht so viel mitgeben. Wenn ich das jetzt in letzter Minute tun würde, hieße das ja, dass ich in den letzten zwanzig Jahren nichts erreicht hätte. Ich hoffe, dass mein Leben eine reiche Erinnerung sein wird und die Menschen daran denken werden, wer ich bin und auch, wer all die anderen um mich herum sind: dass wir alle Liebe sind. Ich hoffe, dass niemand aus meiner Umgebung vergisst zu leben, und damit meine ich, wirklich zu leben. Dass man nur den Weg geht, den man selber einschlagen will. Das Leben ist zu kurz, um nicht zu tun, was man will, sich erträumt oder sich wünscht. Lebe, es ist bereits später, als du glaubst.«

Roos schaltet die Kamera aus. Schweigend umarmen wir uns. Der Tag, an dem dieser Film gezeigt werden wird, rückt immer näher. Das wissen wir beide.

Was ich noch sagen möchte

»I've lived a life that's full. I traveled each and ev'ry highway. And more, much more than this, I did it my way.«

Frank Sinatra (My way)

Jetzt, wo ich alles aufgeschrieben habe, habe ich das Gefühl, dass ein Teil meiner Lebensaufgabe erfüllt ist. Als ich hörte, dass ich ausbehandelt war, wusste ich, dass ich noch eines tun musste, um wirklich in Ruhe sterben zu können. Jetzt, da das Buch fertig ist, bin ich erleichtert und frei. Frei, um zu gehen. Es gibt nicht mehr viel Wesentliches, was ich noch tun müsste.

Thomas, meinen Helden im Himmel, habe ich zum letzten Mal bei einem Zeltlager für krebskranke Jugendliche gesehen. Dort kommen junge Leute zusammen, die im selben Boot sitzen. Ich bin etwa ein dreiviertel Jahr nach meiner letzten Chemo dort gewesen, aber es waren auch Schicksalsgenossen da, die noch mitten in ihren Behandlungen steckten. Einer von ihnen war Thomas. Als ich ihn traf, war er einer der sehr Kranken in der Gruppe.

Er war kahl, bleich und hatte einen Sondenschlauch in der Nase, aber er war unglaublich lebendig. Er hatte fast eine Aura, so viel Energie strahlte er aus. Kurz nach dem Zeltlager ist er gestorben, ich hatte ihn nicht mehr getroffen. Aber seine Energie begleitet mich seitdem jeden Tag. Seine Kraft hat mich inspiriert, es ihm gleichzutun: mich für die Welt einzusetzen. Ich selbst zu sein. Er wollte so gerne leben. Durch Thomas lebe ich meine letzten Tage, als wären sie sowohl meine ersten als auch meine letzten. Er inspiriert mich, zu spüren, dass ich lebe. Er ist jetzt im Himmel, und ich finde es ziemlich schön zu wissen, dass er da sein wird, wenn ich ankomme. Das Wiedersehen mit ihm ist nahe.

Ich hoffe also, dass ich die Leser meines Buches inspirieren konnte, zu leben. Ende 2012 habe ich begonnen, meine Tagebücher zusammenzusuchen, weil ich einen Roman schreiben wollte. In dieser Zeit wurde ich mit meinem eigenen Aufruf konfrontiert: »Lebe den Tag, als wär es dein letzter!«, »Leb deinen Traum, tu es JETZT, denn später hast du keine Zeit mehr!«, und so weiter und so fort. Ich wurde mit einem Paradox konfrontiert: Wenn das Gefühl so klar ist, muss man darauf hören, aber auch der Verstand ist ein wichtiger Berater. Das sind ja alles sehr schöne Ideen, aber da ist eben auch der Alltag, das Studium, die Hypothek und was sonst noch. Das sind zwar alles keine Gründe, nicht seinem Herzen zu folgen, aber man muss dennoch Rücksicht darauf nehmen. In der Welt, die für mich im Dezember noch real war, konnte ich nicht immer einfach meinem Herzen folgen. Ich musste Prüfungen machen, Geld verdienen. Trotzdem weiß ich, dass das Herz zu jeder Zeit der beste Berater ist, wenn man sich selber nahe sein möchte.

Trotz des Widerspruchs, der sich in meinem Leben auftat, als ich mich nicht mehr so krank fühlte, möchte ich jeden von euch ermuntern, das zu tun, was sein Herz ihm nahelegt. Wolltest du schon immer eine Reise machen? Dann mach sie! Wolltest du deine Arbeit kündigen, weil du dich dort nicht mehr wohl in deiner Haut fühlst? Dann mach es! Gibt es einen Kurs, den du besuchen möchtest? Besuche ihn! Willst du endlich zeigen, wer du bist, obwohl du immer Angst davor hattest? Mach es! Willst du eine Blume pflücken, weil es dich hier und heute fröhlich macht? Mach es! Was auch immer es ist: MACH ES! Das Leben ist zu kurz, um nicht zu träumen, zu wagen und zu handeln.

Das Wesentliche im Leben ist meiner Meinung nach, unser Licht erstrahlen zu lassen. Ob und wie wir das machen, hängt ganz von uns ab. Weil ich dem Tod direkt in die Augen geschaut habe, habe ich gelernt, dass ich nicht auf meinem Sterbebett liegen und über Dinge nachdenken möchte, die ich hätte tun wollen, wenn … Ich will nichts unterlassen haben, weil die Vernunft mir das geboten hat. Lieber folge ich meinem Herzen, wo auch immer es mich hinführt, und kann dann sagen, dass ich es zumindest versucht habe. Vielleicht ist das, was dabei herauskommt, nicht so, wie ich es geplant hatte – vielleicht ist es aber sogar noch besser. Und wenigstens habe ich dem Leben dann eine Chance gegeben, habe den Sprung ins tiefe Wasser gewagt. Das Leben ist zu kurz, um es nicht zu tun: Hier, an diesem Ort, im Jahr 2015, in diesem Leben, bist du nur ein einziges Mal. Der Moment, in dem du dies liest, wird gleich Vergangenheit sein. Du solltest also den Dingen nachjagen, die dein Herz berühren, den Dingen, die dich mit Liebe, Kraft, Licht, Freundschaft und Verbundenheit erfüllen, die Weiterentwicklung bedeuten. Feiere das Leben, jeden Tag. Es ist so kostbar, so großartig, so schön. Feiere die kleinen Dinge, denn in den kleinen Dingen liegen die größten Wunder verborgen. Sie sind nicht schwer zu finden, sie liegen gleich unter der Oberfläche. Du wirst sie sofort sehen, du musst nicht mal suchen, denn sie sind schon da. Es ist alles schon da.

Sing das schönste Lied für das Leben, und das Leben wird für dich singen. Wenn es auch nur ein kleines Stück des Lebens ist, das Dasein verdient es, besungen zu werden. Sing, tanze, schrei, weine und bewundere. Bewahr dir den schönsten Tanz und den schönsten Gesang nicht für später auf, denn dein Leben und meins sind zu kurz, um nicht besungen zu werden. Dieses Stück Leben, jedes Stück Leben, will ich leben, spüren, erfahren. Machst du mit? Lebe und du wirst spüren, was Leben ist, was Leben bedeutet.

Diese Erkenntnis hat mich stark gemacht, und ich schöpfe Kraft aus dem Krebs. Und ich hoffe, alle zu inspirieren, dasselbe zu tun. Denn in welche Situation das Leben dich auch bringen mag: Es ist an dir, das herauszuholen, was darin enthalten ist. Das ist nicht immer leicht, aber es ist am Ende der leichtere Weg. Indem du Kraft schöpfst aus Dingen in deinem Leben, die offensichtlich schwer sind, wächst du. Und was ist schöner, als zu wachsen? Es bedeutet, mehr Facetten von sich selber zu sehen, es macht, dass du dich an all die Dinge erinnerst, die schon in dir angelegt sind. Es macht das Leben wertvoll, weil es dir eine Seite des Lebens zeigt, die du nicht immer sehen möchtest. Schwere Zeiten helfen dir, den Wert und die Kraft der schönen Zeiten stärker wertzuschätzen.

Wenn du dir bewusst bist, dass die Zeit schnell vergeht, wird das Leben zu etwas ganz Besonderem. Vielleicht klingt das seltsam, aber dadurch, dass die Zeit mir nicht mehr endlos erscheint, bin ich mir ihrer bewusst geworden. Die Zeit gibt mir jetzt Kraft. Was ich tun will, schiebe ich nicht auf. Ich lebe nicht einfach so dahin und jage auch nicht sofort all meinen Tagträumen nach, aber ich lebe das Leben, das ich mir erträume. Und dabei hat sich gezeigt, dass ich nicht weit reisen muss, um meine Träume zu erfüllen. Es ist paradox, aber das Nichts des Todes hat mich dem Quell des Lebens sehr nahegebracht. Es war kein leichter Weg. Aber ich habe wieder große Lust zu leben, und dabei ist mir klar geworden: Der Sinn meines Lebens ist der Sinn, den ich ihm geben möchte.

Man kann viele Richtungen einschlagen, aber ich habe die Erfahrung gemacht, dass man letztendlich nur in eine Richtung gehen kann: nach vorne. Auf den Wogen der Veränderung schaukeln und sich all diese Veränderungen zu eigen machen.

**»Ik geef je water in mijn hand. En schelpen
uit het zoute zand. Ik heb je lief, zo lief.«
[»Ich gebe dir Wasser aus meiner Hand.
Und Muscheln aus dem salzigen Sand.
Ich hab dich lieb, so lieb.«]**

Ramses Shaffy & Liesbeth List (Pastorale)

*Inzwischen ist die Sonne auf dem Rückzug, es wird frischer, und ich falte
mein Handtuch zusammen. Mir ist schwindelig von all den Erinnerungen und von der langen Zeit in der Sonne. Ich stehe auf. Ich schlüpfe in
meine Slipper, ziehe sie einer Eingebung folgend wieder aus und beginne
zu rennen. Tirza rennt mit, und so laufen wir Seite an Seite durch den
lockeren Sand Richtung Meer. Ihre fliegenden Ohren folgen der Bewegung ihres Körpers. Sie schaut mich an. Ich schaue sie an. Wir rennen
weiter. Langsam geht mir die Luft aus, und ich spüre, dass mein Herz-
schlag sich beschleunigt. Schneller, schneller, denke ich. Ich will spüren,
dass ich lebe. Meine Füße versinken im Sand. Ich schleudere den Sand
mit den Füßen in die Luft. Das Blumenkleid, das ich heute Morgen
angezogen habe, weht mir um den Körper. Wir rennen immer schneller,
immer aufs Wasser zu. Ich bin außer Atem, aber das ist mir egal. Der
Wind macht, dass meine Gedanken fortwehen, hinein in die Ewigkeit.
Die Sonne wärmt meine Haut. Jetzt bin ich fast am Meer angekommen.
Die Muscheln knirschen unter meinen Füßen. Das Meer strömt ewig und
wird bald schon neue Wellen heranbringen. Ich schaue auf meine rosa la-
ckierten Nägel hinunter, auf die Zehen, die sich jetzt noch tiefer in den*

Sand graben. Wir haben die Flutlinie erreicht. Als ich mich umdrehe, sehe ich zwei Fußspuren im Sand. Tirza sieht mich an, und wir rennen zusammen weiter. Dann bleibt Tirza stehen, während ich weiterlaufe. Meine Füße berühren das Meer. Ich laufe immer weiter, mein Bauch wird nass. Jetzt kann ich nicht mehr weiterrennen. Das kalte Wasser macht mich wach. Plötzlich fällt mir alles ein, alle Erinnerungen kommen zurück. Und ich weiß, es ist gut, so wie es ist. Es ist immer gut.

Ich drehe mich um. Die Sonne ist soeben hinter einer kleinen Wolke hervorgekommen, sie strahlt nun mit voller Kraft und taucht mich und Tirza in helles Licht. Ich lache und schaue aus der Entfernung auf die Welt. Meine Fußspuren sind verschwunden, weil das Meer sie ausgelöscht hat. Ich schließe die Augen. Ich höre den Wind und das Wasser, das gegen meinen Bauch schwappt. Und das Meeresrauschen hört nicht auf. Es hört niemals auf.

Nachwort

**»Blossom on the tree you know how I feel.
It's a new dawn, it's a new day, it's a new life
for me. And I'm feeling good.«**

Nina Simone (Feeling Good)

Viele Menschen fragen mich, wie ich jetzt lebe. Wie es mir geht in diesen Monaten, die weiter verstreichen, wie mein Gesundheitszustand ist, wie ich meine Tage gestalte. Ich schreibe dieses neue Nachwort fast genau ein Jahr nach Erscheinen meines Buchs in den Niederlanden, und es ist Leben dazugekommen zu meinen Tagen. Ganz konkret. Und vor allem auch im übertragenen Sinn.

Ich schaue mich um in dem Café, wo ich diese Worte schreibe, und werde mir bewusst, dass sich wirklich viel verändert hat, seit ich mein Buch zum ersten Mal in einer Buchhandlung gesehen habe. Aber ich sehe auch, dass ich im Wesentlichen dieselbe geblieben bin. Vielleicht traten Dinge zutage, die zunächst in meinem Innersten verborgen waren. Ich konnte die Möglichkeit beim Schopf packen, diese Dinge an die Oberfläche zu holen, und habe in diesem Jahr viel von mir selbst entdecken dürfen.

Ich nehme einen Schluck Kaffee und schaue mich wieder um. Mein schwarzer Labrador Tirza ist immer noch an meiner Seite.

Und auch heute Morgen wieder bin ich gebannt von der lebendigen Atmosphäre Amsterdams. Ich bin zutiefst glücklich mit dem Körper, in dem ich lebe: Das Schweigen meiner Tumoren erfüllt mich mit Erleichterung und Dankbarkeit, nicht etwa mit Angst vor der Zeit.

Vor einem Jahr war das Manuskript meines Buchs noch sicher in meinem Laptop verborgen, und nur meine Lektorin und ein paar Leute, die mir nahestanden, wussten davon. Ja, es lag da im Windschatten und wartete, während noch an ihm gefeilt und schließlich das Tüpfelchen aufs »i« gesetzt wurde. *Leef!* wurde dafür vorbereitet, ein Buch zu werden, und das allein fand ich schon unglaublich und mehr, als ich je für möglich gehalten hätte. Mein Wunsch, *Leef!* zu veröffentlichen, hat sich tatsächlich erfüllt. Letztes Jahr konnte ich nicht davon ausgehen oder auch nur hoffen, dass ich beim Erscheinen noch dabei sein würde. Es muss irgendwann im Mai gewesen sein, eine Woche bevor das Buch herauskam, dass mir plötzlich klar wurde: Von nun an würde der Kreis von Menschen, die *Leef!* gelesen haben, immer größer werden. Der schützende Kokon, in dem ich das Buch hatte weben dürfen, fiel von mir ab. Die persönliche, intime Atmosphäre, in der die Ereignisse zu Erinnerung geworden waren, würde nun durchbrochen werden. Nackt stand ich da, am Vorabend von allen Interviews.

Meine Gedanken sind manchmal so deutlich und vollkommen klar in meinem Kopf, aber sie mit einer großen Öffentlichkeit zu teilen ist eine andere Sache. Der Moment war gekommen, die Dinge, die ich dem Papier anvertraut hatte, anderen preiszugeben, aber er kam mir unüberwindlich vor. Jetzt muss es geschehen, flüsterte ich mir zu. Ich weiß, dass ich es kann, aber jetzt muss ich es wahrmachen. Und so dachte ich mir für alle Tage, an denen ich Interviews geben sollte, ein Ritual aus: Ich stellte früh den Wecker, kleidete mich an, frühstückte im Bett mit Haferflocken, Obst und frischem Tee. Klappte danach mein Laptop auf und erfüllte das Zimmer mit fetziger Musik. Es war eine Art, die Tür nach draußen zu öffnen und den noch unbekannten Tag hereinzulassen, nachdem ich auch Tirza mit meinen Geräuschen aufgeweckt hatte. Dann machte ich zusammen mit Tirza eine entspannte Radtour, durch den Park oder über die Grachten von Amsterdam. Was wird der heutige Tag bringen? Was hat das Leben mir zu geben? Wie geht es mir damit? Was für ein Interview erwartet mich, fürs Fernsehen, für eine Zeitung, für welche? Nach unserem kleinen Ausflug war ich dann offen für alles, was mir an diesem Tag begegnen sollte.

LEBE! stellte mich ins Scheinwerferlicht, aber ich sah das nur als Mittel, um meine Ziele zu erreichen. In dem Sinne haben mich die Medien dem tieferen Grund, warum ich eigentlich geschrieben habe und immer noch schreibe, nähergebracht.

Wie sich schon bald herausstellte, sollte alles noch verrückter, noch großartiger werden: Mein Buch wird übersetzt in andere Sprachen, es wird ein Theaterstück geben, und immer neue Interviews folgen. Langsam, wenn auch zögerlich, gewöhne ich mich an die Inspiration, die andere aus meinem Buch schöpfen, und kann zulassen, dass es auch in andere Formen gegossen wird. Ich hätte niemals gedacht, dass *Leef!* einmal im Theater aufgeführt werden könnte, und nun soll 2016 schon die Premiere stattfinden. Oder dass *Leef!* zu *Lebe!* werden und auch unsere Nachbarn in Deutschland das Buch lesen würden. Alles unerwartet. Alles Zugaben.

Alles wunderbar, aber auch nicht mehr als das. *Leef!* hat letztes Jahr angefangen, sein eigenes Leben zu führen. *Leef!* erschien in Zeitungen und Zeitschriften, lebt in Menschen weiter, verbindet, schließt Türen und öffnet neue in Welten, die auch wieder voller Leben sind. *Leef!* ruft auf zu leben, aber auch dazu, dem Tod direkt in die Augen zu schauen. Natürlich hat *Leef!* auch mir viel gegeben: Ich habe beispielsweise vor vielen Menschen sprechen dürfen, habe mit Wildfremden Gespräche über die intimsten

Dinge geführt, habe mein Buch vollenden können, und noch viel mehr als das. Und doch ist es vor allem die Zeit, die verstreicht, die mir Erkenntnis und Leben beschert.

Ich habe das Gefühl, einen Balanceakt zu vollführen zwischen der Frau, von der ich in *Leef!* berichte, und der, die ich bin: eine vollständige Persönlichkeit, die mehr Facetten hat, als die Seiten des Buches zählen. Im Buch gehe ich offen mit den Dingen um, mit denen ich offen umgehen will, aber es gibt genug andere, die ich nicht aufgeschrieben oder mit der Öffentlichkeit geteilt habe. Wie eine Seiltänzerin habe ich im vergangenen Jahr mein Gleichgewicht gesucht zwischen der erzählten Geschichte – die von Krankheit, Hoffnung, Verlust, Leben und Tod handelt –, und dem lebenslustigen jungen Mädchen, das den Krebs oft genug vergisst. Manchmal kommt es mir vor, als wäre gar nichts passiert. Dann ist da nur ein offener Raum mit der Möglichkeit zu leben. Dann lächle ich das Leben strahlend an: Es ist einfach alles möglich. Es hat sich gezeigt, dass es tatsächlich möglich ist, die Zeit auszudehnen. Was ich getan habe, die Zeit vorsichtig ausdehnend, hat sich als möglich herausgestellt. Auch das kann Leben sein. Dabei habe ich vielleicht vor allem den Ausgleich gesucht zwischen dem, was die Außenwelt von mir zu kennen glaubte, und dem, wie ich mich selbst sah. Weil Buchstaben in Büchern nun einmal stehen bleiben, aber Gefühle sich entwickeln mit der Zeit. Weil Worte in Schwarzweiß gedruckt werden, aber die Bedeutung dahinter das ganze Farbenspektrum in sich trägt. Den letzten Punkt in meinem Manuskript habe ich im Januar 2014 gesetzt. Seitdem hat die Zeit es möglich gemacht, dass ich mich weiterentwickeln durfte. Der Titel meines Buchs, voriges Jahr an einem zarten Frühlingstag, der mein letzter hätte sein können, von meiner Lektorin vorgeschlagen, erweist sich immer mehr als passend auf mich selbst: Lebe!

Ich habe auch danach weitergeschrieben. Zwischen den Zeilen meiner Worte, die ich mühelos zu Papier brachte, wusste ich, dass ich eine neue Aufgabe hatte: Diesmal ging es darum, den Titel meines Buches wirklich in mein eigenes Leben zu integrieren. Der Tod gehört zum Leben, genauso wie das Leben zum Tod gehört, aber wie sich herausgestellt hat, ist meine Zeit noch nicht gekommen. Im vergangenen Jahr habe ich viele Momente genießen dürfen, in denen nur das Hier und Jetzt zählte. Aber ich bin darin auch an meine Grenzen gekommen. Denn wenn ich alles im Jetzt mit dem Schleier des Todes darüber erfahre, wie sehr lebe ich dann überhaupt im Moment? Obwohl ich natürlich lebte, genauso wie jeder, der dies liest, im konkreten Sinne des Wortes lebt – ein Herz, das klopft, die Lungen, die ein- und ausatmen –, hat mich dieses Jahr immer auch herausgefordert, es zu wagen, *wirklich* zu leben.

Ich begann mich zu fragen, ob ich selbst immer wirklich den Mut gehabt hatte, zu leben. Der Tod war mir zu komfortabel geworden, den hatte ich ja schon von allen Seiten betrachtet. Ich wollte mich nicht mehr fragen, wann mein letzter Frühlingstag sein würde, oder wann die Tumoren weiter streuen würden. In dem Moment, als ich dem Tod in die Augen schaute, fand ich ihn nicht mehr beängstigend: Das Leben und der Tod gingen ineinander über. Ich hatte diesbezüglich nichts mehr zu fürchten und wollte, ausgehend von diesem Wissen, das mir Kraft gab, nun *wirklich* leben.

Also nahm ich meine Beziehung zur Zeit nochmals unter die Lupe, und dann wusste ich, dass ich noch etwas aufzulösen hatte: Nicht einen Mangel an Zeit, sondern ein Zuviel an Zeit erfahren müssen, darin lag meine Herausforderung. Dass ich in einem der letzten Kapitel darüber geschrieben hatte, wie schwer ich mich tat mit einem Scan, der zeigte, dass die Tumoren damals gar nicht so schnell wuchsen, erfüllte mich immer noch mit einer gewissen Scham. Wie viel Zeit bleibt einem Menschen? Und ist Zeit überhaupt ein Besitz? Kann man davon einen Mangel haben, oder auch ein Zuviel? Ich konnte diese Fragen nicht beantworten, aber dass darin noch eine Herausforderung für mich lag, fühlte ich in allem. Den Tod umarmen ist eine Sache, aber danach auch das Leben wirklich zu umarmen, in all seinen Facetten, eine andere. Manche Menschen werden genau andersherum vorgehen, sie umarmen erst das Leben und wagen sich dann langsam an den Tod heran, aber dieser Weg hier ist der meine. Ich wollte meine Tage sinnvoll verbringen, und das bedeutete nicht, dass das Leben nur Sinn hat, wenn es von Genuss bestimmt ist. Zu einem sinnvollen Leben gehört auch das Weinen und das Leiden um all das Leid, das es gibt. Tränen sind salzig, sie trüben erst den Blick nach draußen, um danach den Blick in unser Inneres zu klären. Und wenn die Tränen getrocknet sind, stellt sich heraus, dass auch die Sicht nach draußen schärfer geworden ist: Der Blick auf die Dinge hat sich verändert. Kummer ist nicht eine andere Seite derselben Medaille des Lebens. Nein, Leiden ist Teil von allem, nicht abgetrennt und kein Gegensatz zum Glück: Auch in ihm liegt Glück verborgen. Der Blick, der klarer wird. Den hat mir die Stille gebracht, die ich immer wieder aufsuchte, mitten in dem Getöse, das nicht zu verstummen schien. Auch die Stille hat eine Klang, sie hat einen Charakter. Ich habe mich mit dieser Stille angefreundet, weil ich nicht davor weglaufen wollte. Durch den Raum, den die Stille mir gab, konnte ich von Neuem betrachten, was *Lebe!* und das Leben mir bedeuten und wie ich mich dazu verhalten soll. Um wirklich zu leben. Wirklich zu leben ist keine theoretische Geschichte, oder etwas, das zu tun hat mit Achtsamkeit, Ingwertee, Yoga und Meditation. Wirklich zu leben ist nicht der jungen Frau vorbehalten, die an einem Krebs leidet, der schon gestreut hat. In der Stille habe ich das Leben vorbehaltlos willkommen geheißen: Ich will leben, nicht mehr mit dem Tod, der vielleicht bald kommen wird, sondern ganz unabhängig davon. Es hat sich erwiesen, dass die Umarmung des Lebens ohne die Bedrohung durch das Sterben mich wirklich zurückgebracht hat ins Hier und Jetzt.

Seitdem empfinde ich eine Begeisterung, die nicht zu bremsen ist. Außerdem brauche ich keine Ausreden mehr, um begeistert zu sein von diesem Leben. Denn alle Dinge, die ich oben genannt habe, sind natürlich Grund genug, um glücklich zu sein. Und meine gute Gesundheit, auch die ist ein Grund, um glücklich zu sein. Vielleicht.

Aber ich will gar keinen Grund mehr brauchen, um glücklich zu sein. Dann könnte ich mir nämlich genauso gut einen Grund suchen, um unglücklich zu sein, und daran glaube ich nicht. Ich habe aufgehört, mir selbst oder anderen zu erklären, warum ich glücklich bin. Auch das ist neu, auch das ist etwas, das die Zeit mir geschenkt hat.

Im letzten Jahr wurde ich regelmäßig konfrontiert mit dieser Frage, wie ich glücklich sein könne. Bei Interviews wollte man immer wieder wissen: Irgendwo musste doch auch Kummer sein, irgendwo mussten doch Lücken zu finden sein in der Mauer aus Glückseligkeit, die ich um mich herum aufgebaut hatte? Kurz gesagt: Wo saß er nur, der Kummer? Wo war die Wut, die jeder in seiner Brust brennen fühlte bei dem Gedanken an die Tumoren in den Lungen eines so jungen Menschen? Ich habe aber nie Wut empfunden, nicht auf das Leben, nicht auf den Krebs, und auch nicht auf irgendetwas oder irgendjemanden, weil das Leben mir alles gibt, was ich brauche. Ich habe nie das Bedürfnis nach einem Grund gehabt, um zu verbittern. Klar: Manchmal beschleicht mich die Schwere – als würde ich mein Leben, meine Krankenakte als Gewicht mit mir mittragen. Als würde sich alles, was einmal war, damals, einstmals, langsam eintrüben. Denn ich habe nur wenig bis gar keine Verbindung mehr mit dem Leben, das ich vor all dem, was geschehen ist, geführt habe. Man verstehe mich nicht falsch: Auch damals habe ich zufrieden mein Leben gelebt und war auf meine Weise damit beschäftigt, meine Wünsche und Bedürfnisse zu erfüllen; aber es war nichts im Vergleich zu dem, wie es jetzt ist.

Im Leiden, dem Umarmen davon, liegt eine Schönheit, die so viel weiter geht als die Schleier, die andere rund um meinen Kummer zu sehen glauben. Wir befinden uns ja alle inmitten des Leidens, des Lebens, der Liebe: der Existenz. Da werden immer »Umstände« sein, gute und schlechte. Aber niemand trägt das Gewicht der Summe seines Lebens mit sich herum. Durch die Erfahrung, dass »ich« nicht »die Umstände« bin, das wir alle nicht mit den »Umständen« identisch sind, in denen wir leben, konnte ich sehen, dass der Kern des Glücks in mir selbst liegt. Ich bin nicht verbittert oder will aufbegehren. Nicht von einer passiven Ergebenheit, sondern von einer aktiven Akzeptanz aus habe ich mich dem Leben anvertraut, das sich immer weiter entfaltet.

Um die Frage zu beantworten, die zu Beginn dieses Nachworts stand – nämlich, wie ich jetzt lebe –, kann und will ich jedenfalls sagen, dass meine Tage angefüllt sind mit Dingen, aus denen ich Energie schöpfe. Ich kann verstehen, dass alle jetzt genau wissen möchten, wie es medizinisch mit mir aussieht, aber dazu kann und möchte ich mich nicht genau äußern. Ich finde es nicht relevant, darüber ausführlich zu berichten, für wichtiger halte ich, wie ich mich fühle, in mir selbst. Es geht mir immer am besten, wenn ich meinen Gedanken Ausdruck verleihen kann, und ich befinde mich in der glücklichen Situation, dass das auch gelingt. Ich arbeite: Nicht nur, dass ich Gurken schneide und Äpfel schäle, sondern ich trete auch bei Lesungen auf ärztlichen Kongressen auf. Ich schreibe, ich bin indirekt beschäftigt mit den neuen Formen, in die *Leef!* gegossen wird, und ich bin Gründerin der *Golden Life Foundation*. Letztere ist als logische Konsequenz aus meinem Buch entstanden, weil ich junge Unternehmer, die ihrem Herzen folgen, finanziell unterstützen und coachen möchte. Das Leben ist zu kurz, um nur zu träumen, um nicht zu wagen und zu tun. Mit dem Slogan »Lebe! Und verwirkliche deine Träume!« hoffe ich – zusammen mit allen, die sich der Stiftung angeschlossen haben –,

Träume begleiten zu können, die außergewöhnlich und nachhaltig sind und die Besonderheit haben, zu einer Art Verbundenheit anzuregen. Kurzum: Ich mache verschiedene Dinge, die eine Sache gemein haben – meine Leidenschaft für das, was ich tue. Mit dem tröstlichen Gedanken, dass, sollte ich all diese Dinge einst loslassen müssen, ich auch dafür die Kraft finden werde.

Ich habe jedenfalls weitergemacht mit dem Aufschreiben meiner Geschichte, meines eigenen Lebens. Vielleicht schreibe ich sogar noch ein zweites Buch. In diesem Sinn sind schon viele Seiten dazugekommen zu denen, die *Lebe!* zählt. Mein Leben kennt mehrere Bücher, im Grunde schreibe ich jeden Monat wieder ein neues, entdecke ich neue Dinge in mir selbst. Neue Licht- und Schattenseiten des Lebens.

Ich bin voller Lust und Begeisterung. Voller Lust auf die Zeit, auf alles, was kommen wird. Voller Lust, das Wunder des Lebens erfahren zu dürfen. Voller Begeisterung, glücklich zu sein. In der nächsten Zeit werde ich noch schallender lachen, noch freier tanzen, noch aufmerksamer kosten, noch schneller rennen, noch sanfter streicheln, noch schärfere Fotos machen, noch klarer blicken. Machst du mit?

Laura Maaskant, im Frühling 2015

Dank

»It's always more fun. To share with everyone.
It's always more fun. To share with everyone.
If you have two. Give one to your friend. If you
have three. Give one to your friend and me.«

Jack Johnson (The sharing song)

Allein mit der Danksagung könnte ich noch ein weiteres Buch füllen, so vielen Menschen bin ich zu Dank verpflichtet. Dieses Buch entstand aus all dem, was ich in den letzten Jahren durchgemacht habe, und daher bin ich auch allen, die an meinem Krankheitsprozess teilgenommen haben, zu Dank verpflichtet. Thanks Guys! Mein Dank gilt allen Familienmitgliedern, Freunden und Kollegen, die immer in Kontakt mit mir standen. So sehr wurde ich von Liebe überflutet.

Natürlich hätte ich dieses Buch nie alleine machen können. Ich danke daher auch allen Verlagsmitarbeitern bei Uitgeverij Ten Have, besonders aber Annelies Nijboer und Willemijn Crombeecke. Der Verlag hatte Vertrauen in mein Buch gesetzt, und die gemeinsame Arbeit hat mich sehr inspiriert. Das Marketing, das Umschlagfoto, all die Arbeit im Hintergrund: Ich hätte mir keine bessere Zusammenarbeit wünschen können.

Zur Wahrung der Privatsphäre habe ich die Namen der Personen im Buch geändert, aber ich möchte mich doch bei meinen Liebsten bedanken: Papa, Mama, Willem Jan, Joost und Maarten. Ihr wart in den letzten Jahren immer für mich da, auch in den Momenten, in denen ich niemanden sehen wollte. Danke, dass es euch gibt! Danke für die neuen Erkenntnisse, die ich durch euch gewonnen habe, auch ihr habt dieses Buch möglich gemacht. Dirma, danke für deine Bescheidenheit und deine liebevolle Fürsorge. Nandy, danke, dass du bist, wer du bist.

Auch ohne meine Freundinnen hätte ich nie die werden können, die ich jetzt bin. Ich danke ihnen für ihre Anregungen, für die Gemeinschaft, dafür, dass ich bei unseren Begegnungen jung sein durfte. Ich danke dir, Eline, für dein Vertrauen in mein Buch, für deine Unterstützung aus der Entfernung und dein Gedicht über die Zeit. Dank auch dir, Eliza, du warst die Erste, die dieses Buch für eine wahnsinnig gute Idee hielt. Ich danke dir, Mar, weil du immer da warst, wenn ich krank war. Maud, du hast das erste Buch gelesen, und ich bin so glücklich, dass es dich gibt! Lisan, danke für den Tee und deine bedingungslose Liebe. Marlinde, danke für deine Vielseitigkeit und deinen Einsatz für meine Sache. Anne-Miek, dir danke ich für deinen französischen und niederländischen Humor und die wunderbaren Gespräche, die wir geführt haben. Außerdem danke ich Tirza, meiner wunderbaren Gefährtin! Du machst deinem Namen alle Ehre und schenkst Liebe und Fröhlichkeit.

Auch die Ärzte haben mir während meiner Krankheit viel gegeben. Sie haben nicht nur Diagnosen gestellt, sie haben mir auch den Spiegel vorgehalten, sodass ich meine eigenen Entscheidungen treffen konnte. Gerne danke ich daher Wim Tissing, weil ich mich in »seinem« Krankenhaus zu Hause fühlen konnte, und weil er mich meinen eigenen Weg wählen ließ. Und ich danke auch Leo Hanssen für sein Fachwissen und seine schnellen Entscheidungen.

Meiner lieben Oma danke ich für das »Jungsein« im Alter. Ich danke Janneke und Marius für eure Gesellschaft, Liebe, Gelassenheit und eure Anregungen. Ich danke auch Petra und Tom für euer offenes Haus, für die Stunden am Kamin und für die Kreativität, die so entstehen konnte. Marleen und Joris, euch danke ich für eure immerwährende Begeisterung und Kreativität in der Küche. Ich danke Ab und Annet für eure Liebe, euer Einfühlungsvermögen und euren Humor. Ich danke Marielle, durch die ich mir Wünsche erfüllen konnte. Außerdem danke ich dir, Rienco, für deine technische Unterstützung.

Meine Stadt Amsterdam, wie sehr liebe ich dich! Amsterdam pumpt Leben durch meine Adern, und ich bin jeden Tag dankbar, dass ich die Energie genießen darf, die diese Stadt mir verleiht, dass ich hier wohnen darf.

Ich danke dem Göttlichen. Allem, was mich umgibt. Ich danke dem Vertrauen, das ich in mir fühle. Ich danke der Kraft, die in mir ist, »meiner« Kraft, die so stark ist und von irgendwo außerhalb meiner selbst zu kommen scheint. Ich werde gelebt durch die Kraft und die Liebe. Und so möchte ich zum Schluss vor allem dem Leben danken. Danke, dass ich noch da bin, dass ich dies noch abschließen durfte.

Ich verweise in meinem Buch auf mehrere wohltätige Organisationen, die ich hier gerne noch einmal ausdrücklich erwähnen möchte.

Ich erwähne im Buch die Mutperlenkette, die ich während meiner Behandlung zusammengestellt habe. Meine Kette ist relativ kurz geblieben, etwa einen Meter zwanzig, aber viele Schicksalsgenossen haben schier endlose Ketten mit unzähligen Perlen, die die medizinischen Behandlungen symbolisieren. Diese Kette war auch eine Möglichkeit, Kontakt miteinander und mit unseren Freunden außerhalb des Krankenhauses zu halten. Informationen dazu gibt's unter www.kanjerketting.nl

[Auch in Deutschland gibt es Mutperlenketten für krebskranke Kinder, mehr Informationen u.a. unter: www.kinderkrebsstiftung.de, A.d.Ü.]

Außerdem erzähle ich von der Make-A-Wish-Foundation, die mir während meiner Ersterkrankung einen wundervollen Wunschtag geschenkt hat. Die Stiftung hat den Zweck, Kindern mit einer lebensbedrohlichen Krankheit einen besonderen Wunsch zu erfüllen. Neben dem Wunschtag hat die Stiftung mich aber auch zu Montour inspiriert, der Fahrradtour, die meine Wiedergeburt symbolisierte. Mehr Informationen unter: www.makeawish.de

Tirza, meine liebste Gefährtin auf vier Pfoten, folgt mir seit Mai 2013 überallhin. Sie ist ein sogenannter Assistenzhund, ein gut erzogener, gehorsamer, geselliger Begleithund, der sehr zur Verbesserung der Lebensqualität von kranken Menschen beitragen kann. Tirza und ich sind ein echtes Team, und ich könnte mir ein Leben ohne sie nicht mehr vorstellen. Mehr Informationen u.a. unter: www.assistenzhunde-zentrum.de